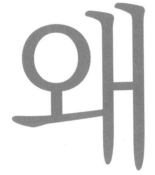

왜
동서통합
의료인가?

| 만성 불치병 |

이시형 저

도서출판

추천사

　세계적으로 평균수명이 늘어남으로 고령인구가 많아지기에 고치기 힘든 암, 치매 또는 혈관병 같은 만성병 환자가 증가되어 큰 사회적 또는 국가적 문제가 되고 있다. 근거중심의 근대 서양의학은 과학적 데이터에 의거하여 객관성을 중시하고 장기병변의 전문 분업으로 의학 발전에 획기적인 기여를 했지만, 지난 반세기 동안 엄청난 자금을 들여 암 연구 결과는 3개월 정도 암 환자의 수명을 연장했다는 미국 암학회의 보고는 현대 의학의 실망적 한계를 나타내고 있다.

　유전인자의 변이, 암세포의 증식과 전이 요인들을 근거로 표적치료가 이상적인데도 너무나 많은 표적, 지속적인 생물학적 변화, 개인별 차이와 면역체를 손상시키는 심한 부작용 등이 치료를 어렵게 하고 있다. 전인적 건강관은 인간을 몸, 마음, 기, 영성 등의 유기적 종합체로 보고 자연, 사회, 우주와의 조화에 기반을 두고 주관적, 감각적 요소를 고려하여 부작용이 적은 자연 치료를 중심으로 환자 만족도를 높이며 통합의료는 서양, 동양 의학, 또 보완대체의료 등을 하나로 정리한 것으로 만성병 치료에 1970년 이후 점차 더욱 많이 활용되는 것이 세계적 추세이다.

불행히도 동양의학 또는 대체의료는 비과학적 치료라는 편견이 있어 왔다. 지난 60년 동안 한국에서 동서양 의과대학과 병원이 같은 장소에 있음에도 불구하고 환자를 위한 협진이 원만히 이루어지지 못하고 있는 안타까운 현실에서 이시형 정신신경과 원로 교수님께서 『왜 동서통합 의료인가?』라는 책을 출판하심은 적절한 도전이고 젊은 의료인들에게 큰 자극이 되리라 믿어진다. 이 교수님께서는 예일대학에서 정신분석학을 수련하신 후부터 현대 서양의학의 한계점을 실감하시고 자연의학에 관심을 두고 꾸준히 공부해 오신 분으로, 의사로서 평생 일하시면서 겪은 개인적인 치료 경험을 통해 시급한 예방, 면역, 자연 치유력이 중심이 되는 동서통합의학원 설립을 주장해 오셨는데, 이 책 출간이 앞으로 큰 도움이 되리라 생각이 들며 진심으로 축하를 드린다.

김의신 교수
전 미국 택사스 MD앤더슨 종신교수
현 미국 캘리포니아 어바인의과대학 교수
현 서울대학교 융합과학기술대학원 교수

통합의학적 서문

혁신적인 만성 난치병 치료를 위한 동서 통합의학 치료의 새로운 치료 접목

모든 생명체와 공생하며 살아온 인간은 생명체에 필요한 태양 빛을 받으면서 공기와 물을 통하여 인체에 가장 유익한 영향을 줍니다. 빛에는 모든 생명체를 키우는 생육광선이 존재하는데, 이 빛의 파장, 파동을 통해 스스로 인체 내에서 모든 세포와 공진, 공명하며 에너지를 갖게 됩니다.

이러한 에너지 파장 영역(4~14 미크론)이 인체 온도의 파장 영역에 접근, 접목되었을 때에 일어나는 현상이 바로 세포의 미토콘드리아 공진, 공명현상입니다.이때 발생하는 온열현상으로 인체의 모든 신체적 장기들의 적정온도 유지와 균형을 맞추어 건강을 유지시킵니다. 우주 만물과 현상을 보는 방법에는 구조적 현상과 패턴적 현상 두 가지가 있습니다.

즉, 구조(현상에 드러난 것, 공간구조, 서양적 사고견해)

와 패턴(역동적 배후, 시간 구조, 동양적 사고견해) 에 대한 생명유기체의 구조인 "소산 구조"입니다. 구조는 분별되어 보이는 그 모습이고, 오늘날 서양과학 발전의 치료적 모형 원천입니다.

생물이든 무생물이든 눈으로 구별되는 증상형태(Symptom)의 모양(구성)을 가지고 있는 이것이 바로 구조입니다. 그러나 패턴인 생물(유기체)구조는 기계의 정적인 고정된 구조와는 많이 다르며, 생물을 구성하고 있는 부분인 세포나, 단백질들이 항상 교체되면서 상·반합적 원리의 생성과 소멸구조로 이루어지는 전체적으로 자연스럽게 흐르는 구조라는 점입니다.

우리의 생명은 온열에 의한 이러한 유기체적 물질과 에너지의 계속적인 공급이 있어야만, 신체적 기능과 구조가 더욱 개선되고 건강한 상태를 유지할 수 있습니다. 체내에서 소용돌이를 이루는 물 분자는 온·열적인 상태에서 계속 교체되는 현상을 보이는데, 우리 몸의 세포나 조직, 분자에서 소립자까지 항상 교체되면서 육체라는 "소산구조"를 구성, 유지하려고 합니다.

현대의학(Allopathic Medicine)은 "소산구조"라는 생명구조의 특징에 대해 많은 치료법이 개발되었지만, 안타깝게도 아직도 수많은 만성적 난치성 질환(Incurable Diseases)들을 해결하지 못하고 있는 것이 현실입니다.

그것은 전체적인 관점보다는 겉으로 나타나는 증상(Symtom) 즉, 고장난 부분만 고쳐서 전체의 기능을 회복한다는 요소·환원주의적 논리에 집착되어 해결하지 못하고 있는 것이 현실입니다.

그래서 그것은 현재 모든 현대의학의 맹점인 증상의학(Symptom Medizin)적 논리에 국한되어 현대적 만성병들의 26%만 치료할 수밖에 없는 현실적 상황에 머물러 있는 단계입니다. (WHO 발표) 독일의 데카르트의 "부분의 합은 전체이다"라는 철학적인 명제가 현재 현대의학적·과학적 접근에 정확히 적용되는 말입니다.

그러나 생명(유기체)의 경우에는 과정, 목적이라는 전체가 그 목적을 실현하기 위해 부분을 만들고 통제하며, 그 부분(소산구조) 사이에 기계처럼 역학관계의 기능이 생기도록 작용합니다.

그러므로 생명이나 유기체에서, 전체는 부분의 합보다 항상 크게 작용합니다. 부분이 전체를 만드는 기계와는 반대로, 전체가 부분을 만들고, 역으로 전체는 부분에 의해 완성됩니다.

생명이란 것이 부분이나 물리적 실체가 아니라, 전체성적이고 과정적인 것임에서 볼 때, 현대의학의 한계성에 직면하게 되고, 그래서 보다 더 나은 지혜로운 우주의 구성방법에 합당한 새로운 생명기능 수행과정을 통하여 생명의 양면인 구조와 패턴 과정이 음양구조로 서로 어우러져 음·양의 일치인 하나(Uno=Sym)로 어우러져서 나타나는 현상적 통합적인 치료관계가 진정한 만성적 난치성 질환 치유의 근본적인 혁명을 이룰 수 있다고 봅니다.

통합의학(Integrative Medicine)에서는 21세기 현재 수많은 만성, 난치성 질환을 해결하기 위한 질병 예방 치료전략 방향에 우선적으로 초점을 맞추어 전인적 접근을 강조, 시도하는 새로운 의학적 인식체계 패러다임(Paradigm) 으로서, 과학적으로 증명된 서양 의학적 사고의 근거적인 진단과 치료에, 동양의 전통적 자연의학과 전인치료(몸,마음, 영성의 심적 신경을 통한 내분비 활성의 면역학적 접근치료)를 통한 근본적인 의학을 접목시키는 의학이라 볼 수 있습니다.

통합의학의 필요성 및 당위성을 언급해 볼 때, 국내 통합의학은 유럽 선진국처럼 아직 체계 정립이 미비하고, 국가정책지원도 시작단계이기 때문에, 새로운 의학 분야로 인정하고 기술개발을 위한 체계 정립과 정책지원이 필요하다고 봅니다.독일과 스위스, 오스트리아,프랑스들은 벌써 30년전부터 통합의학치료 센터 병원들이 세워졌으며 활발하게 진행되고 있습니다.

현대의학 전문의 의사들의 70% 이상이 3년간의 통합의학 교육을 받고 통합의학 치료에 환자들을 치료하는 상황입니다.

한국의 오랜 전통적·경험의학적인 한의학적 역량과 위상을 적극 개발 활용하여 통합의학의 일환으로 세계적으로 발전시킨다면, 급속히 고령화된 사회에 급증하는 만성병, 난치병들의 원활한 치료 해결을 통한 국가나 개인의 의료비 지출을 경감시킬 수 있다고 봅니다. 또한, 통합의학의 융합을 통한 새로운 의료서비스 제공은 궁극적으로 모든 국민의 건강한 삶의 질적 수준과 직결되기 때문에 국민 행복기술에 부합되기 때문에도 필요하다고 봅니다.

이번에 이시형 박사님의 100번째 출간되는 선배의료인으로서의 넓은 소견을 담으신 통합의학적 저서에 의학적 서문을 부탁하심을 감사드리며 동감을 갖고 어필을 합니다.

출판을 축하드립니다.

감사합니다.

2023.12.24

유럽 동서의학 병원장 **박 우 현** 교수

목차

제1장

|

통합병원을 위한 담론

졸저가 탄생하기까지

그간 내가 써온 의학 관련 저서가 꽤 많다. 100권도 더 쓴 것 같다. 그러나 이번 졸저는 내 개인적인 질병과 관련된 내용이어서 어느 의학 서적과는 다르다. 독자께서 이 점 이해해 주셨으면 한다.

'이시형 박사가 앓고 있는 병이 있다니?' 아마 이런 생각을 하는 고마운 독자도 있을 것이다. 여기저기 대중 강연을 다니다 보면 청중의 질문은 한결같이 나에 대한 개인적인 건강 비결을 묻는 경우가 많다. 겉보기에는 그럭저럭 멀쩡하니까 그런 생각을 하나 보다. 더구나 내 나이를 알고 나서는 질문이 더 많다. 의사니까 무슨 비결이라도 있는 줄 안다. 그럴 때마다 나는 속으로 쓸쓸레한 웃음을 짓곤 한다. 물론 나는 아직 죽을병에 걸려본 적은 없다. 그렇다고 건강을 챙긴다고 특별히 하는 거라곤 달리 없다.

나는 술, 담배를 하지 않는다. 중학교 때 기차 통학을 하면서 배운 담배가 아주 골초가 되었다. 그러나 전문의 수련 과정을 거치면서 내 직업적 양심에 더는 필 수가 없어 금연을 한 이래 오늘까지 난 담배를 만져본 적도 없다. 술은 체질적으로 맞지 않는지 한 잔을 겨우 분위기에 맞춰 하는 정도다. 운동도 좋아서 하는 것이지 굳이 건강을 염두에 두고 하는 건 아니다. 어릴 적 축구 선수에서 대학교수들의 테니스 대회 준우승까지 한 관록이 있다. 그리고 등산을 좋아했다. 힐리언스 선마을은 산에 있어서 정년 후 지금까지 산행을 일과처럼 하고 있다.

나이가 드니 차츰 소식하게 되었지만, 그 역시 건강을 염두에 두고 한 것은 아니다. 나는 습관적으로 저녁 뉴스가 끝나면 잠자리에 들고 대신 기상이 빠른 편이다. 5시경이면 일어나고 간단한 아침 체조와 묵상을 방에서 마치고 커피 한 잔을 끓여 마시면 내 일과가 시작된다.

아침엔 주로 독서와 저서 활동을 한다. 숙면하는 편이긴 하지만 그래도 잠이 부족하다 싶으면 점심 후 낮잠을 20분쯤 잔다. 쓰고 보니 결과적으로 건강한 생활 습관이 된 것 같지만, 이건 결코 일부러 하려고 노력한 것은 아니다. 물론 이런 규칙적인 생활 습관에도 불구하고 큰 병은 아니지만 잔잔한 문제 한두 가지는 끊임없이 나를 괴롭혀 왔다.

내 개인 생활을 자세히 쓰는 것도 독자들이 내 건강은 어떻게 지키는지 궁금해하는 분들이 많아서 적었고, 본론에서 잔잔한 질병을 치료한 경험도 함께 써야 할 것 같다.

정말 시시한 개인적인 이야기를 늘어놓게 되겠지만 그래도 나와 비슷한 문제로 고통을 받고 있는 분에겐 일조가 되었으면 하는 바람이다. 아프면 당장 급한 대로 증상 치료도 중요하지만 좀 넓게 몸 전체를 살펴볼 필요가 있다. 국소적인 문제도 넓게 보면 몸 전체의 균형이 흐트러진 결과로 올 수 있기 때문이다. 국소의 고통이 때로는 몸이 보내는 중대한 신호일 수 있다. 몸 전체의 균형이 흐트러진 결과다. 그 원인을 찾아 근본적인 치료를 해야 한다. 오래 앓다 보니 이런 병식이 절로 생겨나기도 했지만, 통합 의료에 관한 생각이 본격화되면서 그간 많은 분과의 교류가 내겐 큰 자극이 되었다. 그분들께 감사를 드린다. 그리고 통합 의료병원이 창설되는 데 내 개인적 경험이 일조가 되었으면 하는 바람이다.

내가 통합 의료에 관한 구체적인 공부를 하는 데 자극을 준 많은 정신과 동료들에게 감사를 드린다.

그리고 실제 현장에서 통합 의료에 대한 구체적인 임상

경험을 하게 된 것이 힐리언스 선마을이다. 어쩌면 세계 초유의 건강 예방 마을이라 사람들에겐 선마을 경험이 상당히 낯설고 불편한 점도 있었을 것이다. 경영에도 어려움이 많았다. 그래도 대웅의 윤재승 회장을 비롯한 풀무원 남승우 회장 등의 적극적인 참여로 설립 이념을 잘 지켜 오늘날의 힐리언스 선마을이 된 점, 존경과 감사를 드린다. 그리고 본 저에서 거론된 김의신, 박우현, 조기용, 방병관 박사의 통합의학적인 깊은 가르침이 졸저를 쓴 기본 골격이 되었다. 그분들께 감사드린다.

통합의학을 위한 담론

인생에는 여러 고비가 있다.

그 중 75세에 찾아오는 고비는 초고령자로 접어드는 길목이다. 75세 전까지는 어디가 아프더라도 의사들은 일반 성인 진료하듯 개인별로 큰 차이를 두지 않고 진료한다. 하지만 75세가 지나면 같은 질병에 걸려도 개인별로 차이가 많이 나기 시작한다. 본격적인 노화가 시작하는 나이이기 때문이다.

75세 이상 노인들은 몇 가지 병에 걸려도 모르고 지내는 경우가 많다. 그저 노화로 인해 신체적으로 불편하려니, 라고 생각한다. 그러나 사후 부검을 해보면 80세 이상 노인들은 대부분 사망 원인이 암이다. 그리고 60대에 겨우 1~2%이던 수치가 95세 이상 노인들은 80%가 치매로 사망한다. 치료도 중요하겠지만 어떻게 하면 예방할 수 있을까? 이런 질환들은 노인 대부분이 걸리는 병이다.

　　참고 조심할 수밖에 없다. 이를 예방하고 치료한다고 싫은 것을 억지로 하면 스트레스가 쌓여 면역기능이 떨어져 다른 병이 생겨 초만성병으로 발전하게 된다. 투병보단 이를 인정, 수용하고 함께 살아간다(共生)는 생각을 해야 하며 '이게 늙는 다는 것이구나.'라는 여유로운 생활 태도가 중요하다.

　　이제 2년 후면 우리도 본격적인 초고령 사회로 진입하게 된다. 그러나 정부에서는 저출산고령사회 위원회가 개설되어 있음에도 본격적인 대책은 아직 없다. 「신인류가 몰려온다.」라는 저자의 졸저는 여기서 출발한다. 초고령화도 사람이 막을 수 없고 저출산도 정부에선 갖가지 묘안이 나왔지만 여전히 세계 제일의 저출산국에서 벗어나지 못하고 인구절벽 문제로 나라의 안위가 위태롭게 될 지경에 이르렀다.

본저의 성격상 저출산 고령문제까지 구체적으로 설명할 순 없지만 그래도 건강한 고령자가 되어야 본인은 물론이고 정부 당국의 짐도 한결 가벼워질 것이다. 예방, 면역, 자연치유력이 중심이라는 동서통합의학원의 설립은 지금 우리에게 무엇보다 시급한 문제가 아닐 수 없다.

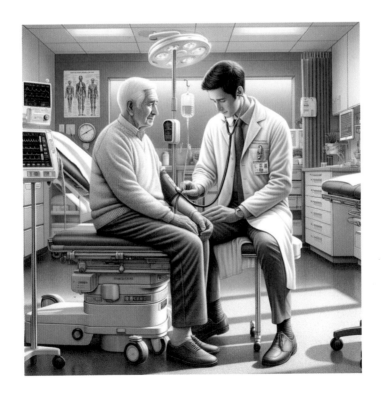

수치만 주로 보는 의사

건강검진이 대표적이다. 검사 결과를 보면 모두 수치로 이뤄져 있다. 보고 해석할 수만 있다면 의사가 따로 필요 없다. 이런 과정은 예방과 조기 발견을 목적으로 65세까지는 크게 도움이 될 것이지만 초고령자에겐 별 소용 없다. 왜냐하면 암도 치매도 초만성병이다. 초고령자가 그런 진단을 받는다고 특별히 할 일이 없다. 수술이나 항암제, 방사선 치료를 한다고 치료 효과는 크게 없고 오히려 부작용으로 더 큰 손상을 입을 수 있다.

유명한 의사는 대기 환자가 많아 3분 진료를 위해 3시간을 기다려야 한다. 진료를 할 때 환자 얼굴보단 컴퓨터 화면만 쳐다본다. 환자의 속사정은 알지 못한 채 수치만 보고 진단과 치료를 결정한다. 이렇게 해서 정상적인 치료가 가능할까?

고령자들의 사망원인은 ① 암 ② 치매 ③ 혈관질환(동맥

경화) 순으로 많다.

현대 서양의학은 장기병변의학으로 전문적인 세분화가 이뤄져 있어 종합병원에는 진료과가 50가지가 넘는다. 의사가 아파도 어느 과로 가야 할지 어리둥절한다. 환자의 검사 수치를 보고 병의 원인인 장기를 찾아내 그에 맞게 투약하고 후속 치료를 한다. 노인들은 병이 한두가지가 아니다. 여러 과를 돌아다니며 진료를 받고 나면 약이 한보따리다. 물론 이런 분업, 전문 세분화로 고도의 전문기술이 계속해서 연구되어 의학 발전에 큰 기여를 한 것은 사실이다.

통합, 융합 의료의 서장을 열며

이와 같이 근대 서양의학은 과학적 데이터에 의거해 「재현성」과 「객관성」을 중시한다. 이를 근거중심의학(EBM, Evidence-based medicine)으로 불린다. 환자 그 자체보다 질환과 관련된 근거를 중요시하는 환자 부재의 의료인 것이다. 반면에 의료는 임상가가 진료와 관리(Care)의 관점에서 「주관적」, 「감각적」 요소를 고려하면서 개개인의 환자 만족도를 높이는 전인적 의료(Holistic)를 말한다.

통합의료는 근대서양의학, 동양의학, 그 밖의 보완대체의료(AC) 등 의학적 개념을 단순히 모은 것이 아닌 하나로 정리해 재구축한 것이다. 이렇게 정리해 보니 하나의 연계, 체계를 이루고 있다. 환자 심신의 건강 상태를 객관적으로 진단하는 수준에서 더 나아가 환자의 건강관, 인생관이 어떤지, 어떤 치료를 원하는지 파악해 최적의 전인적(Holistic) 의료를 제공하는 것을 목표로 한다.

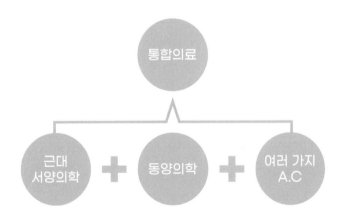

홀리스틱(Holistic) 건강관

현대의 장기병변의학은 고도의 전문 분업으로, 발달된 과학기술을 이용해 의학 발전의 획기적인 기여를 한 점은 누구도 부인하지 못한다. 그러나 숲을 바라보다 나무를 놓치는 우도 범하고 있다. 인간을 전체로 보는 홀리스틱 건강관이 등장한 것은 이런 시대적 배경과 맥을 같이하고 있다.

근대 서양의학이 등장하기 전까지 세계 의학적 접근은 거의가 인간 전체를 대상으로 하고 있었으며, 이런 건강관은 오늘날에도 많은 의료인들이 인간 전체적인 균형을 찾는 데 주력하고 있다. 홀리스틱 건강관이란 인간은 「몸, 마음, 기, 영성」 등의 유기적 종합체로 보고 사회, 자연, 우주와의 조화에 기반한 포괄적 전체적 건강관을 말한다. 따라서 홀리스틱 건강관의 핵심, 자연 치유력을 치유의 원점에 둔다.

따라서 환자가 스스로 고치고, 치유자는 원조한다는 자세가 된다. 치료보다 양생, 자기 요법, 생활 습관을 개선함으로써 환자 자신이 스스로 치료할 수 있게 돕는다.

앞으로의 의료는 치병에서 예방을 지향한다.
따라서 여러 치료법을 선택, 통합함으로써 최적의 치료를 할 수 있게 한다. 서양의학의 이점은 물론 여러 나라의 전통의학, 자연요법, 영양요법, 수기요법, 운동요법 등을 망라한 각종 대체 요법을 통합적, 체계적으로 선택하여 통합, 융합함으로써 최적의 치료를 제공한다.

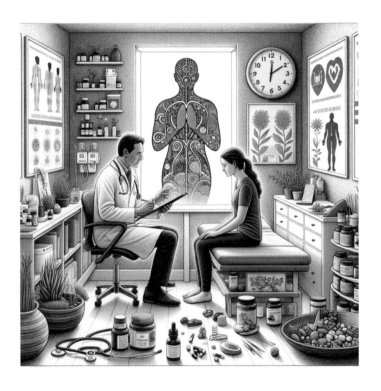

궁극적으로 병의 깊은 의미를 깨우침으로써 병, 장애, 늙음, 죽음 등을 부정적으로 보지 말고 그 깊은 의미를 통찰 통합하는 의료를 지향한다.

현대의 장기병변의학

옛날의 의학은 동서 어디에나 인간 전체를 진료하는 데 초점을 맞췄다. 그러나 현대에 와서 전문성에 초점이 맞춰지다 보니 의학은 고도의 전문, 분업, 세분화를 띄고 기술의 발전에 따라 의사들은 각자의 세부 분야에 초점을 맞춘 각 장기, 즉 국소적 치료를 하고 있다. 이로 인해 전체의 균형과 조화를 놓치는 경우가 많아졌다. 다행인 점은 전문, 분업화된 이후에도 가정의학과의 경우 종합적인 환자 진료를 통해 전체의 균형을 맞출 수 있다는 점이다.

나이가 들수록 장기의 기능이 떨어지기 마련이다. 그러나 한가지 장기만 치료하면 다른 장기가 고장 나고 각 장기를 치료하기 위한 약을 따로 쓰다 보니 약이 독이 되는 경우가 많다. 특히 노인은 먹는 약이 많아지기 마련인데 기억력도 떨어져 나중엔 무슨 약인지도 모르고 습관적으로 먹는 지경에 이른다.

　진시왕은 불로장수약을 찾아 전세계에 신하를 보냈다. 불행히도 수은이 든 약을 명약으로 알고 복용하여 사망했다.

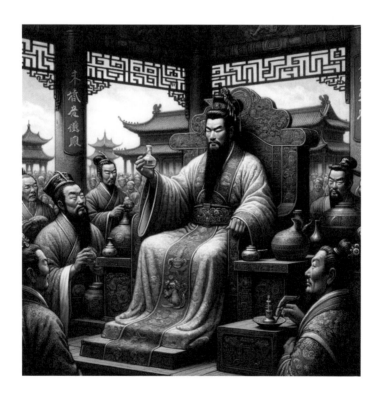

EBM과 NBM

의학적 접근 방법은 크게 두 가지다.

① EBM

Evidence
Based
Medicine

- 과학적 근거를 기반하여 재현성과 객관성을 중시
- 생물학적 사람을 대상으로 연구하는 학문
- 환자 부재의 의료가 될 가능성이 있음
- 환자의 진술보다 객관적 검사나 소견이 중시됨

② NBM

Narrative
Based
Medicine

- 환자의 진술을 중시하여 진료와 Care의 관점에서 환자의 기대에 부응하는 주관적, 감각적 요소를 고려
- 인간이라는 개인을 대상으로 치료
- 환자 주체의 의료

자연 치유

먼저 자연 치유의 흔한 예 한 가지를 들어본다.

> 감기에 걸렸을 때 약과 주사를 맞는다면?

- 저체온 ▶ 소화 및 대사 저하 ▶ 몸 안에 중간대사물, 노폐물 증가
- 발열 ▶ 소화대사 촉진 ▶ 독소를 내보내려는 자연치유적 반응
- 종합감기약, 해열제로 몸의 자연적 치유 반응(기침, 가래, 콧물)을 막으면 ▶치료 방해가 된다.
- 해열제로 막으면 ▶ 증상 완화 ▶ 완전 치유 X ▶ 겨울 내내 감기

「인체에는 자연히 치료되는 힘이 있다.」

이것은 예부터 알려져 왔으며 현대의학에서도 이걸 전제로 발전되어 왔다는 것은 의심할 여지가 없다. 의학 연구가 발달할수록 사람 몸에 숨겨져 있는 교묘한 치유력의 위대함이 밝혀지고 있다. 그 신비스러운 치유력이 무슨 원인

으로든 떨어질 때 병이 생긴다. 그 치유력을 높이는 방법이 자연요법이다. 소위 대체의료의 근저에는 이 원리가 작동하고 있고 그러나 통상의 현대의학에서는 저하된 치유력보다 병원균이나 신체의 손상에 직접 접근한다. 혹은 증상을 질병으로 보기보다 증상을 없애는 것을 치료라고 부른다.

대체의료는 비과학적, 미신적 치료, 또는 건강 식품에 의존한 치료라는 편견이 있다. 그러나 이젠 그런 편견은 서서히 과거로 물러가고 있다. 자연요법 신봉자 중에는 「현대의학은 생명 전체를 보지 않고 일시적인 국소 증상을 억제하는 데 그친다.」따라서 비전통의료야말로 현대의학이라 주장한다. 나는 개인적으로 이런 주장에도 일리가 있다고 생각한다.

차츰 대체의료가 널리 이용되면서 인지도 역시 높아지고 의학 영역의 하나로 인식되고 있다. 문제는 나라마다 대체의료의 내용이 다르다는 점이다. 중국의 중의학, 한국의 한의학, 일본의 한방의학, 인도의 아율베다, 파키스탄, 인도네시아 등의 유나니 의학 등 이 모두가 대체의학으로 치부되고 있지만 나라마다 전통의학으로 인정되며 현대의학과 함께 실천되고 있는 곳도 적지 않다. 동양권의 자연요법은 독일에선 전통의학에 속한다. 그곳 의사의 3%(약 1만명)이 자연요법 전문의 자격증을 취득하고 있다. 첨단의학의 선단에 있는 미국도 자연요법이 주에 따라 정식 자격증으로 인정받고 있다.

이런 세계적 추세를 볼 때 최근에 발달된 서구의학이 그 나라의 전통적인 의료와 나란히 통합, 발전되리란 것은 충분히 예견된다. 이제 의학은 통합의료의 방향으로 가고 있다는 것은 확실하다.

동양의 전통의학

① 자연의 힘(우주의 법칙)을 중시 - 인체를 작은 우주로 본다.
② 체내 구성요소와 균형을 중시
③ 심신의 치유와 양생을 위해 약효가 있는 자연소재를 써서 자연치유력을 도출한다.

수천년 동안 서민의 지지를 받아온 치유의 문화, 거기엔 「병이란 법칙성의 난(亂)」으로 본다. 그 난을 독소배제 및 대사촉진 등으로 본래의 상태로 돌리는 일, 즉, 체내의 항상성, 치유계를 높이는 치유 행위다.

EBM처럼 기계론적 인과율만으로는 잴 수 없는 요소들이 너무 많다. 전통의학은 수천년 역사 동안 인류의 경험적 토대를 겪으며 살아남은 것들이다.

「눈이 녹으면 물이 된다.」
 과학이 갖는 객관성, 재현성은 중요하나 동시에
「눈이 녹으면 봄이 온다.」
틀렸다고 하지 않는 서술적 해석도 중요하다.

동양의학과 서양의학

동양의학은 병을 부분적인 고장으로 보지 않고 몸 전체의 균형의 이상으로 본다. 이를 수복하기 위해서 자연치유력이 필요하다고 본다.

이질적 요소를 연계된 하나로 보는 연속적 세계관을 가진다.

서양의학은 신, 자연, 인간을 분리계층화 한다. → 비연속적 세계관

그러나 동양의학은 자연 속에서 신을 느끼고 죽은 사람도 영혼으로 느낀다 → 연속적 세계관

하긴 서양의학도 예전엔 이와 다르지 않았다. 그러나 소위 현대 서양의학은 산업 혁명과 함께 근년에 발전되어온 학문이다. 100년 남짓한 짧은 역사이지만 나날이 발전되어가는 첨단 과학 기술에 의존, 장기별 특정 질환에 대한 진료는 인류 복지에 크나큰 공헌을 하고 있다. 그러나 전체적인 통합적인 관점이 부족하다.

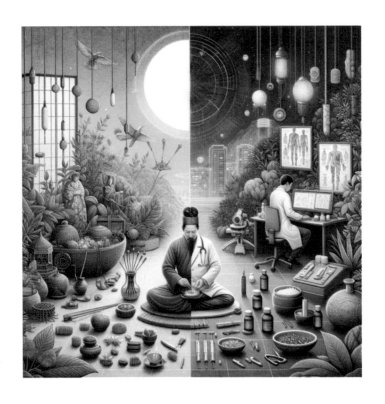

암이 발견되면

내 개인적인 생각으로는 특히 80세가 넘은 고령자에게 암이 발병해도 항암치료를 권장하지 않는다. 너무 부작용이 크기 때문이다. 내가 늘그막에 만약 암에 걸린다고 해도 치료를 거절할 것이다. 암은 만성병이다. 생명에 영향을 끼칠 수 있는 크기로 발전하려면 20년이 걸린다. 그 사이 다른 장기로 전이된다. 작아서 안보일 뿐 수술 후 3년 뒤 재발될 수 있다. 암이 치명적인 이유는 암을 제거하기 어렵다기보단 다른 곳으로 전이되어 재발될 확률이 크기 때문이다.

80세 이상 고령 암환자에게 치료를 적극적으로 권하지 않는 이유는 고령이 된 신체에 맞게 암도 진행이 느려지기 때문이다. 전이도 잘 안 된다. 손대지 말고 그냥 놔두는 것이 좋다. 물론 암 중에는 소위 작은 암세포로 된 소세포성 암은 진행이 무척 빨라 치료가 대단히 힘든 악성 암도 있다. 내 몸에 암이 보이고 안 보이고의 차이다. 진단을 받기 전에도 암은 있었지만 그럭저럭 잘 살아왔다. 물론 몸의 상태가 점점 나빠질 것이다. 하지만 급속도로 나빠지진 않는다. 암 치료는 간단하지 않다. 어떤 치료든 엄청난 경제적, 신체적, 정신적 손실을 가져온다. 지금까지의 생활을 못하게 된다. 수술을 해도 고령자를 얼마나 더 살 수 있게 할까 알 수 없다. 암이 걸려도 노화의 한 과정이라고 생각하며 '올 게 왔구나.' 마음 편히 갖는 것이 좋다.

인지증, 치매

치매는 암과 더불어 기본적인 노화 현상 중 가장 무서운 것이다. 서서히 찾아오며 인지증이 악화되면 치매가 된다. 치매란 말은 너무 끔찍해서 지금은 「인지장애」라고 부른다. 예방은 경도 인지장애인 경우에 열심히 해야 하고 일단 치매로 진단될 정도로 진행되면 현재로선 치료가 안 된다. 노화를 돌이킬 수 없듯이. 미국의 레이건 대통령도, 영국의 대처 총리도 치매, 알츠하이머 병에 걸렸다. 인지증이 만성인 점을 감안하면 이분들은 재임 중에도 이미 시작되었을 가능성을 배제할 순 없다. 기억력 장애는 오지만 노화 과정으로 치부한다. 판단력, 사고력 장애는 인지증이 상당히 진행된 후 서서히 오기 때문에 당장의 직무 수행에 큰 지장은 없다. 이때가 되면 현재 의학으론 돌이킬 수 없다. 치매 첫 증상 이후 몇 년이 지나야 대화가 불가능해질 정도로 악화된다. 기억도 사라지고 판단력도 현저히 떨어진다.

　치매에 걸리면 최대한 진행을 늦추는 수밖에 없다. 머리를 자주 쓰고 산책 등 몸을 자주 움직여야 한다. 환자는 2차적인 사고를 당하지 않도록 더 조심해야 한다. 치매 환자가 배회하다 낙상이나 교통사고를 당하는 경우도 많다. 위험요소는 최대한 피해야 한다.

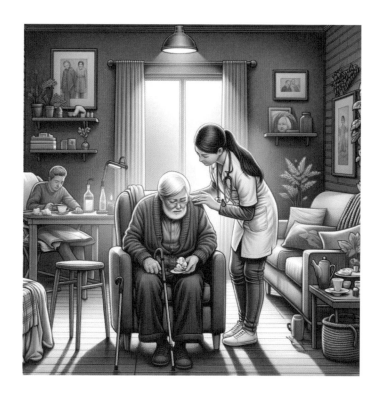

임종은 어디서?

누구나 죽음을 두려워한다. 모든 것이 끝이다. 마지막이다. 이런 생각은 한 번도 해보지 못한 생소한 경험이라 두려운 마음이 드는 건 자연스러운 일이다.

구체적으로 죽음을 두려워하는 이유를 물으면 죽는 순간이 '아프고 괴롭고 숨이 답답하고….'라고 생각한다. 그러나 실제로 많은 죽음을 목격하는 의사 입장에선 꼭 그렇지만은 않다. 죽음을 앞둔 며칠은 대체로 무의식 상태라 아무것도 느낄 수 없는 게 보통이다. 자고 있는 상태와 같다고 생각하면 된다. 단, 일어나지 않는 아주 긴 수면이다. 그리고 인간은 죽음을 완전한 죽음으로 생각하지 않는다. 내가 길러놓은 자식들이 있고, 내가 남긴 집 책상, 내 손때가 묻은 많은 것들이 남아 있다. 완전한 죽음이 아니고 나의 일부분만 사라지는 것이다.

부모 임종을 지켜보지 못하면 불효라는 말도 여기서 비롯된다. 요즘 주위엔 연명 치료는 받지 않겠다는 사람이 많아졌다. 인간의 존엄성이 훼손되기 쉬운 임종을 겪기 싫고,

또 사랑하는 사람에게 그런 모습을 보여주기 싫어서다.

상속 등 유언장 쓰기 운동에 동참하고 싶은 분은 한국자선단체협의회(02-735-0067~9)로 연락하길 바란다.

동서통합의료원 건립을 위해

내가 김의신 교수, 박우현 교수, 조기용 박사, 방병관 박사 네 분의 거장을 만난 것은 내겐 큰 행운이자 영광이었다. 동서통합의료원 설립을 위한 구체적이고 본격적인 담론이 이뤄지게 된 것이다. 바쁜 일정에도 여러 차례 만나이 문제에 대해 깊은 의견들을 나누었다. 특히 김의신, 박우현 두 분은 세계에 이름을 떨치고 있는 분들이지만 한국에 대한 사랑은 남달랐다. 자신들이 해외에서 학습한 경험을 살려 한국에도 동서의학을 통합한 의료원을 설립하자는데 우리는 진지한 담론을 나눴다. 그 이야기는 차츰 윤곽이 잡히는 대로 나중에 공개할 것이며, 여기선 내 개인 치료를 중심으로 통합의료의 당위성을 이야기하려고 한다.

내 병력을 자세히 쓰는 것도 그래서다. 지병 박물관이라고 스스로 적은 건 결코 과장이 아니다.

나는 얼굴만 얼핏 보기엔 멀쩡하다. 허우대도 그 나이에 괜찮고, 질병 박물관이라고 해서 해야 할 일을 못 할 정도로 입원할 상황은 아니었다. 귀찮고 불편할 뿐이다. 내 근무처가 병원이라 병원 동료들이 잘 돌봐줘서 힘들어도 일상 근무는 할 수 있었던 점 동료들에게 항상 감사를 느끼고 있다.

내가 자연의학에 관심을 두고 공부하기 시작한 건 내 개인적인 문제라기보다 서양의학, 특히 정신의학에 관해 한계점을 임상의로서 자주 실감했기 때문이다. 당시 내가 정신과 전문의 수련의 시절엔 대부분 대학이나 병원에선 프로이트의 정신분석학이 대세였다. 내가 전문의 과정을 수학한 예일대학교는 그 점에서 특히 유명했다.

그때 막 정신 약물이 처음으로 의료 현장에 나와 제법 알려지고 임상에 사용되기 시작했지만 예일대학교는 철저히 정신분석 위주였으며, 내가 수학한 첫 해 정신약물을 처음으로 도입했으나 누구도 이를 가르칠 교수가 없어 당시 하버드 대학교의 블라트 교수를 초빙하여 정신약물 강의를 듣긴 했으나 그래도 주류는 정신분석이었다.

당시 정신분석 진료비는 시간당 200~300달러, 그나마도 한 주에 두세 차례, 몇 년을 받는 환자도 있었다. 처음 1년은 대학에서 짜준 스케줄 대로 공부했으나 내 갈등은 깊어만 갔다. 이 공부를 해서 한국에 돌아간들 거금을 내고 정신분석 치료를 받을 수 있는 환자가 몇이나 될까? 바로 위에 있는 교수님께 내 고민을 이야기했더니 그분은 한국전에 참전했던 경험자라 내 고민을 잘 이해해 주었다. 그리곤 다른 데서 공부하고 싶은 몇 곳을 추천해 보내주었다. 이게 내게 큰 도움이 되었다. 그러나 내 진료는 역시 깊은 공부를 못해 아쉬웠지만 정신분석 테두리를 크게 벗어나지 못했다.

귀국 후에도 나의 이러한 갈등은 현실적으로 해결될 수가 없는 한국적 현실을 마주했다. 대신 나는 빅터 프랭클의 의미 치료를 적절히 응용함으로써 암 환자를 상담하는 예일대학교의 DANA CLINIC에서 큰 효과를 보았다. 교수들도 이 점을 높이 평가했다. 그리고 한국에선 정신분석적 요법을 쓰기엔 보건당국의 수가가 용납되지 못했다. 이 문제는 많이 개선되긴 했지만 지금까지 충분한 분석 요법을 쓰기엔 시간도 진료비도 부족하다.

그리고 새로운 정신 약물이 속속 개발되면서 정신의학은 특히 젊은 층을 중심으로 급속히 정신 약물 치료가 대세로 자리 잡기 시작했다. 그리고 정신과 주임교수나 수련 기관도 젊은 정신약물학 전공자가 차지하기에 이르렀다. 짧은 시간에 효율적인 진료가 가능하기 때문이다.

좀 극단적인 예긴 하지만 잠이 안 온다는 불면증 환자 진료는 수면제 처방으로 간단히 끝난다. 왜 잠이 안 오는지, 수면 환경이 어떠한지, 무슨 일을 하는지, 가족력은 없는지 등 그의 생활 전반을 이해하고 그로 인해 어떤 문제가 발생하는지를 알아야 올바른 치료가 가능하다. 하지만 보험 의료수가로는 이런 전인적 치료는 현실적으로 쉽지 않다. 불면증의 수면제 처방은 간단하다 당장 잠이 잘 오니 환자도 만족한다. 문제는 당장 효과가 좋은 신경안정제, 수면제, 장기 복용엔 습관성이라는 무서운 복병이 기다리고 있다. 때문에 수면제 처방에도 정신과 의사는 마음을 졸인다. 시중에 유통되고 있는 수많은 정신과 관련 약물을 공부하며 적절히 조합하고 교환 처방함으로써 가급적 부작용을 줄여야 한다.

이러한 요인들이 내가 자연의학에 관심을 두고 공부하게 된 계기가 되었다. 그리고 동서의학을 통합하는 문제, 치료보다 예방과 면역 증진 등에 대한 공부도 함께 하게 된다. 이것이 홍천의 다목적 치료센터, 힐리언스 선마을을 설립하게 된 배경이기도 하다. 예상외로 자금이 많이 들어가고 또 경영이라곤 전혀 모르는 내 입장에서 이걸 꾸려가기엔 턱없이 역부족이었다. 그래서 대웅제약과 풀무원들의 도움으로 본격적인 작업이 진행될 수 있었다.

고맙게도 건강 관련 대기업들의 적극적 참여로 힐리언스 선마을 설립의 취지를 잘 살려 이제 선마을은 일반인들에게도 널리 알려진 세계적인 명소가 되었다. 그간 처음 시작하는 건강 예방 사업이라 경영이 쉽지 않았지만 이를 잘 극복하여 원래보다 더 크게 증축하면서 사업을 본격적으로 잘 진행하게 되었다. 경영이 어려운데도 불구하고 정말 영광스럽게도 설립 취지를 잘 살려준 경영진에게 다시 한 번 존경과 감사를 드리지 않을 수 없다. 더구나 내 개인적으로는 내 이름을 딴 효천 서원을 설립해 주셔서 송구스럽기도 하고 참으로 영광이다.

　　이제 설립 10년이 지나면서 내가 해야 할 역할은 다 한 것 같아 상근 체제는 그만하고 지금은 비상근 자문 역할을

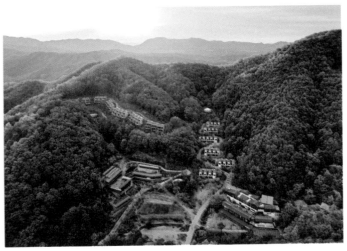

힐리언스 선마을

하고 있다. 능력도 없으면서 일 욕심은 많아서 산속에 있으니 여러 분야 인사들과의 교류가 제한될 수밖에 없다. 선마을의 전임을 그만둔 이래 여러 분야 인사들과 교류하게 되면서 내가 평소 염원했던 통합의료 개원이 차츰 구체화되어가고 있다.

이젠 물러나 세로토닌문화원 NGO사업에 주로 치중하게 된다. 그러나 짧지 않은 선마을 경험은 그 후 많은 유사 일을 하게 만들었다. 수많은 형태의 힐링 센터들이 건립되면서 내 경험으로 컨설팅을 해주는 일이 많아졌다. 지금은 세계적인 대가들과 함께 동서의학을 아우르는 통합의료원 설립을 위해 열심히 뛰고 있다.

이 큰 프로젝트는 한두 사람만의 힘으로는 안 되고 많은 전문가들의 협업으로 가능하다. 그 기초 작업으로 내 개인적인 치료 경험이 하나의 힌트가 되지 않을까 싶다. 본서에는 내 개인 질병 치료사를 이야기하면서 동서의료의 협업의 중요성을 함께 공유할 수 있었으면 하는 바람이다.

나의 병상일지

지금까지 세계적인 의료사를 중심으로 그 개요를 아주 짧게 설명하였다. 난 이제 90세다. 우선 보기엔 멀쩡하다. 그래서 사람들은 '젊어 보인다.', '건강의 비결이 뭐냐?'는 등의 관심과 질문이 많다. 그럴 때마다 난 속으로 씁쓰한 웃음을 짓는다. 겉보기뿐이지 내 몸은 가히 질병 박물관이다. 대충 내가 앓아온 문제들을 연대별로 표기해 보면 다음과 같다.

① 충치

나를 괴롭힌 원흉이다. 자주 앓다 보니 치과 진료비는 없고 결국 발치를 할 수밖에 없었다. 그게 내가 대학 신입생 때 이야기다. 친구 녀석이 치과 병원 조수로 있었는데 발치를 해버렸다. 후속 조치를 할 돈이 없어 그냥 지낼 수밖에 없었다. 보철 치료를 받은 건 대학 졸업 후 공군에서였으니까 약 7~8년을 이가 빠진 상태로 지냈다. 이가 빠진 우측 뺨이 홀쭉해져 보기가 흉했다.

② 편도선염

의과대학 학생 시절부터 난데없이 편도선염이 시작되었
다. 당시 열세 식구의 가장 노릇과 의과대학 학업에 쫓기는
등 과로가 겹친 것이 원인이려니 생각했다. 본격적인 진료
를 받지 않고 미련하게 참고 견딘 게 내 치료법이다. 미국
유학 시절 더 이상 견딜 수 없어 편도선 절제술을 받은 후
별다른 재발 없이 지낸다. 대신 몸살 같은 전신통으로 일과
후 주사를 자주 맞아야 했다.

③ 코골이

의대 재학 시절부터 코골이가 시작되었다. 사람들은 나
와 한 방에 자기를 거부했다. 거기다 수면 무흡증까지 있
다. 하는 수 없이 70년대 중반 고려병원 재직 시 코골이 수
술을 받았다. 수술 후에 아물기까지 심한 통증에 시달렸다.
불행히 완치가 되지 않고 지금도 코골이, 수면 무호흡증이
계속되어 수면 양압기를 쓰고 있다.

④ 무릎 통증

70대 중반에 시작되어 즐기던 테니스를 포기하게 만들
었다. 미국에 사는 동생이 보내준 연골 보충제를 복용하고
크게 효과를 보고 지금은 거의 나은 상태다.

⑤ 허리 통증

무릎 통증과 거의 같이 시작됐다. 앉기조차 힘들어 환자 면담을 거의 선 자세로 하기도 했다. 여러 가지 기법을 썼다. 의사가 수술도 권하였으나 그건 하지 않고 주로 대증요법을 썼다. 그러나 지금도 나를 괴롭히고 있는 만성 고질병으로 남아 있다. 테니스는 포기하고 골프는 조심스럽게 시작했다. 그러나 10년 후 그만뒀다.

⑥ 성대 고장

병원 근무 중 발병했다. 강연이 많기도 했지만 쉽게 성대가 탈이나 목이 쉰 상태가 되고 심지어 발성이 안 나올 때도 있었다. 노래방에서 노래도 한두 곡 했지만 지금은 그마저도 안 된다.

⑦ 구강 건조증

병원 근무 중 생긴 병이다. 다른 전신 질환은 없는데 지금도 나를 괴롭히고 있다.

⑧ 난청

귀가 점점 멀기 시작해 70대쯤 불편을 느낄 정도가 되었다. 그리고 즐기는 연극 관람을 못하게 되었다. 배우들이 속삭이는 대사는 맨 앞줄에 앉아도 들리지 않는다. 70대 후

반에 보청기를 쓰고 있다. 그래도 석연찮게 들려오는 질문을 되물어야 하는 경우도 종종 생겼다.

⑨ 전립선 비대증

남자가 늙으면 다 오는 것이라 자연스럽게 받아들이고 있는데, 최근엔 새벽에 몇 차례 소변을 봐야 해서 요강을 쓰고 있다. 절박뇨가 최근에 심해지는 것 같다.

⑩ 수족 냉증

언제부터인가 손발이 차다. 내가 만져봐도 깜짝 놀란다. 마치 얼음장 같다. 악수를 하고 나면 사람들이 흔히 놀라 묻는다. 왜 이리 손이 차냐고.

⑪ 심장 박동기

서맥으로 인한 부정맥으로 젊을 때 운동을 많이 해서인가 내 맥박이 40 중반으로 뜬다. 너무 느려서 중간에 한 번씩 더 뛰어야 하기 때문에 부정맥이 온다. 주치의가 고민 끝에 심장 박동기를 장착한 지 7년이 되었다. 지금은 60으로 고정되어 있는데 불편 없이 잘 지내고 있다.

⑫ 변비와 설사

보통 변비가 심한 편이나 음식을 조심하지 않으면 또 설사가 된다.

⑬ 어깨 결림

특히 우측 견갑골 아래를 따라 아프다. 마사지 받을 때 근처를 누르기만 해도 아주 기겁할 정도로 아프다. 난 지금도 만년필로 글을 쓰는데 그것도 양이 제법 많아서 자세 때문에 오는 통증 정도로 생각하고 있다.

⑭ 시력 교정술

노안 수술 후 시력이 아주 좋아졌다. 돋보기 안경을 쓰는 것 외에는 평소 생활은 안경 없이 육안으로도 가능하다.

나의 치료 경험

내 치료는 한마디로 대증(ALLOPATHY) 요법이다. 국소에 문제가 생기면 그 병소를 치료, 견딜 만하게 다스렸다. 좀 더 공격적인 치료라면 시술을 받기도 했고, 의료 보조기를 사용한다. 이렇게 다양한 증상들을 겪어왔지만 이것 때문에 하는 일, 학업이나 직장 일을 쉬어야 할 만큼 증상이 심하지 않았다. 거기에는 내 나름의 몇 가지 이유가 있다.

① 증상이 그렇게 심각하지 않았다.

② 친구들이 충고하듯 나에겐 일에 대한 강박증이 있다.

③ 내 성격이 좀 미련한 탓인지 그럭저럭 견딜 수 있었다.

④ 입원을 해야 할 때는 방학 때나 혹은 휴가 기간에 짧은 기간을 이용했다.

⑤ 초창기에는 내 근무처가 병원이어서 서양 의료에 주로 의지했다.

⑥ 차츰 만성화되어 가는 경우, 가령 허리 통증 같은 경우는 한방 치료를 겸했는데 침을 맞거나 한방조제약, 마사지 등 수기 요법을 함께 했다.

⑦ 증상을 연대별로 적어보았지만 하나가 좋아지면 또 다른 곳에 문제가 생기는 등 릴레이식으로 발병했다.

⑧ 물론 이런 경과 중에는 몇 가지 동시다발적인 문제가 생기는 경우도 있었다.

⑨ 증상이 다양하게 복합적으로 발생하다 보니 투약 종류가 많아져 25가지 이상이 되기도 했다.

⑩ 내 일과가 과중하다고 주위에서 걱정을 했지만 주관적으로 그리 힘들다는 생각은 안 했다.

⑪ 나는 숙면을 하는 편이고 운동도 적절히 하고 있다.

⑫ 종합병원에 근무하면서 통합의학의 공부를 했고, 퇴직 후 홍천의 힐리언스 선마을을 설립하는 등 양생 예방 면역에 주력해 내 개인 치료도 자연스럽게 서양의학, 한의학, 그리고 대체 보완 의료 등 통합 의료적 치료를 받아왔다.

⑬ 국제통합의료원 설립을 하면서 좀 더 폭넓은 치료 경험을 하고 있다.

내가 치료 받은 클리닉

1. 강북삼성병원(현대서양의학) – 산부인과를 제외한 모든 진료과
2. 선재광 원장의 대한한의원
3. 한경희 원장의 L–바이오–라파(통합의료)
4. 신광순 원장, 장덕한방병원
5. 정영훈 원장의 도원한의원

최근에 내가 새로 체험한 치료

1. 박우현 교수(오스트리아 비엔나 유럽 동서의학병원장)
2. 김의신 박사(전 미국 텍사스대학교 MD앤더슨 암센터 종신교수)
3. 조기용 원장(소우주한방병원)
4. 방병관 원장(방치과의원)
5. DDS

제2장

만성불치병,
박우현 교수의 혁신적 치료

만성불치병,
박우현 교수의 혁신적 치료

2023년 8월, 나는 놀라운 치료 경험을 하게 된다. 박우현 교수의 진료를 직접 체험하고, 또 구름같이 몰려온 많은 난치성, 만성병 환자들의 치료 장면을 보면서 솔직히 나는 경악을 금치 못했다. 박 교수의 치료 기법을 배우기 위해 많은 의사 한의사들과 함께 몰려든 환자들을 치료하는 장면을 목격하면서 통합 의료의 깊은 경지를 이해할 수 있었다.

내가 목격한 첫 번째 환자는 중년 남성이었다. 왼쪽 팔을 접어 가슴에 안고 있는데 이게 무슨 원인에서인지 펴지지가 않는다. 몇 년 동안 오른팔만 써야 했으며 여러 병원을 전전하면서 치료를 받아보았으나 굽은 팔이 펴지지 않았다. 짧은 면접과 주로 시진을 통해 박 교수는 왼쪽 어깨를 주무르더니 침을 몇 대 놓고 시술하였다. 그리고 팔을 펴보니까 마치 거짓말처럼 펴진다. 환자도 깜짝 놀라 박 교수에게 큰 절을 올렸다. 의학적으로 믿기지 않는 장면이었다.

그의 진료는 대개 이렇게 진행된다. 짧은 면담과 즉효다. 오스트리아 자신의 병원에서는 하루에도 3명의 의사가 100에서 150여 명을 진료한다고 한다. 2023년 8월 한국에 방한하여 코엑스에서 천명의 현직 의사, 한의사들의 청중을 향해 강연을 했다. 모여든 사람들이 감탄을 하고 뜨거운 환호와 박수로 그의 성공적인 치료 기술에 존경과 감사를 표했다. 박 교수는 1년에 한두 차례 비엔나에서 귀국하여 제자들에게 치료기술을 전수하는 과정에서 국내 난치성 환자를 치료자문한다.

박우현, 김의신 교수의 국내 일정은 글로벌 난치병 치료지원 센터의 사무총장, 백준흠 대표가 지난 10년간 맡고 있다. 통합의료원 개설을 목표로 큰 일을 하고 있다. 백 총장은 23년 전부터 할미꽃을 융합한 천연물항암제의 임상 및 국내외 홍보를 위해 23년간 많은 의과학자들과 공동연구한 전문가다. 난치병 치료를 위해 김의신 교수, 이왕재 교수, 이종화 교수, 안병준 교수 등과 같이 헌신하기로 10년 전부터 굳은 약속을 하고 글로벌 난치병치료지원재단 장족의 발전을 위해 대규모 행사만 수십 번에 걸쳐 해오고 있다.

이 단체는 김의신 교수가 초대 이사장으로 취임한 후 그동안 어떤 사례나 보수를 받지 않고 신약개발 연구지원을 위해 최선을 다해왔으며, 10년이란 긴 시간동안 혁신적인 난치병치료의 기술들을 제자들에게 전수하고 있다.

기적 같은 그의 진료 배경을 알아보기 위해 그가 근무하고 있는 비엔나 병원에서 한 인터뷰를 소개한다.

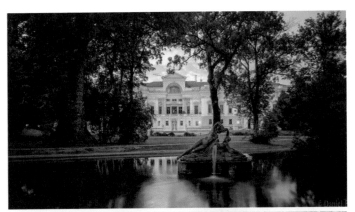

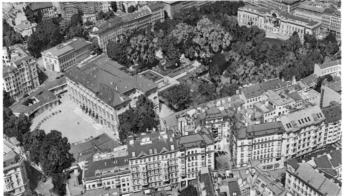

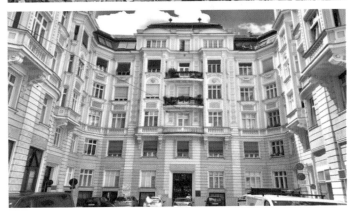

의료법인 유럽동서의학병원 전경

박우현 교수의 치료는 기적이 아니라 과학이다!

글 : Caroline Autherry(독일)
사진 : Stefan Diesner(오스트리아)

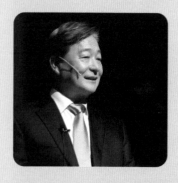

박우현 교수

학력

- 경희대학교 동서의학대학원 졸업
- 경희대학교 한의학 박사
- 경희대학교 한의과대학 겸임교수
- Wien 국립대학교 정신과학대학 졸업
- Wien국립대학교 정신과학대학원 졸업
  (Geisteswissenchaftliche Fakultat)
- Wien 국립대학교 정신과학대학 대학원 박사과정 졸업
  (Doktor der Philosophie. 철학박사)

저서

- 광이론을 통한 Primo 소체의 암환자에 대한 열적 특성효과 연구
- 암환자 치료의 특수효소 EMZYME을 이용한 연구
- 신경근육계통의 통증과 침기치료 효과와의 상관관계에 관한
  비교분석연구

- 산삼과 인삼 메탄올 추출물의 항우울증 및 기억력 증진효과에 관한 비교연구
- 노인성 정신질환발생에 관한 보건학적 연구
- 음양상대성 이론에 관한 조사연구등 다수

경력 외

- 서울대학교 보건대학원 수료
- Wien 국립대학교 정신과학대학 및 대학원 수석졸업
- Wien 국립대학교 정신과학대학 박사과정 졸업
- Wien 국립대학교 철학박사
- Wien 국립대학교 총장상 수상(수석졸업)
- 러시아 블라디보스토크 국립의과대학교 박사과정 최우수 졸업, 의학박사 학위 취득
- 러시아 의무성 반사신경치료 전문의 취득
- 중국 요녕성 랴오닝 국립중의학대학교 대학원 박사과정 수석졸업, 중의학박사 학위 취득, 중국정부 1급 중의사 면허증 취득
- 러시아 블라디보스토크 국립의과대학교 대학원 교수
- Wien 국립대학교 의과대학 및 국립의사협회 연구원 초빙교수
- 중국 랴오닝 중의학대학교 대학원 박사과정 석좌교수
- 독일, 오스트리아 올림픽 국가대표 주치의
- 독일, 오스트리아 합스부르크 왕족가 주치의
- 독일, 오스트리아 최고명의 선정
- 독일, 스위스, 오스트리아 인명사전 의료분야 등재
- 현) 의료법인 유럽동서의학병원장(난치병전문병원, 45개국 이상)

3개 전공 의사 면허를 소유한 박우현 교수 의학박사는 '통합의학은 신체 에너지(氣) 흐름의 균형(밸런스)을 맞추기 위해 전통의학(서양의학/현대의학을 의미)과 수천년 동안 경험 의학적 전통지식으로 발전되어온 동양적인 한의학(TCM)적 지식을 결합한 것'이라고 말합니다.

　　"통합의학은 증상만을 다루는 것이 아니라, 병적 원인을 찾아 치료하는 것입니다."

　　박우현 교수의 이름은 여러 모임 어디에서든지 유난히 자주 등장합니다. 정계 모임, 친구 모임에서든, 비즈니스 미팅에서든요.

　　"박교수님 대단하시네요."
　　"어떻게 치료하신 건지는 모르겠지만 치료 결과는 정말 환상적이네요!"
　　"박교수님은 치료시에 기적을 일으키세요!"

　　정말 흥미로운데요. 유럽에서 이런 칭송을 받는 사람은 과연 어떤 사람일까요? 박우현 교수는 도대체 누구이며, 그는 정확히 어떤 일을 전문적으로 하는 사람일까요?

수만 명의 환자를 치료해 온 유명한 의사, 유명한 대학 교수를 만나기는 그리 쉽지가 않습니다.

　박우현 교수의 통합의학병원 난치병 환자들 스케줄은 그야말로 빈틈없이 가득 차 있습니다. 병원 치료 연락은 주로 의사들이 추천한 소개와 SMS(문자)를 통해 이루어집니다. 박 교수는 마침내 Wien 시내의 중심지역(9구)에 있는 자신의 통합의학병원 사무실에서 신문기자들과 함께 인터뷰 약속을 하고 만나기로 동의했습니다.

　병원 대기실로 들어가면, 이제 모두 신발을 벗습니다. 그러면 여러분의 눈은 즉시, 벽에 걸린 대형 사진에 시선이 쏠립니다. 박우현 교수는 정치 분야, 과학 분야, 세계적인 기업 비지니스 회장님들, 문화 분야의 유명한 인물들, 세계 각국의 왕들과 왕족들, 세계 각국의 유명 대통령들, 정치경제 장관들, 세계 억만 장자들, 최고 사업가들, TV에 자주 나오는 미국 할리우드 영화 배우 스타들, 세계적인 오페라 가수 스타들, 세계 최고 발레리나들, 여러 나라들의 수많은 올림픽 금메달 선수들까지 치료한 다양한 사진들, 50개국 이상의 많은 유명 인물들 사진 촬영을 했습니다.

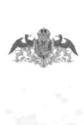
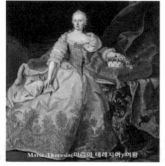
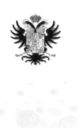

독일, 프랑스, 오스트리아 합스부르크 왕족가 주치의
Maria Theresia(마리아 테레지아) 여왕

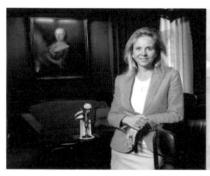
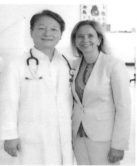

유럽 합스부르크 왕가 · 마리아 테레지아 여왕의 친손녀.
Camilla Habsburg-Lothringen 주치의

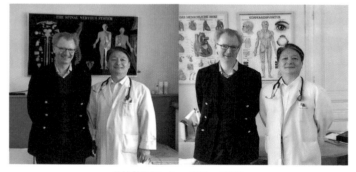

독일 왕족 Altenburg Philipp 주치의

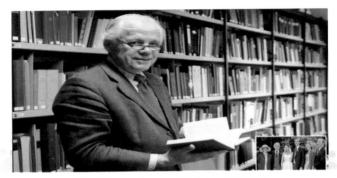

Alfired Prinz von Ferdinand Schönburg 왕족 주치의
Ferdinand Sc hönburg

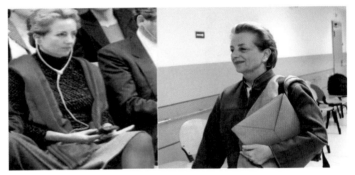

Christine de Castelbajac(카스텔바작) 프랑스 왕족 주치의

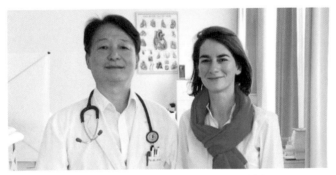

프랑스왕족 Karine Lisbon de Vergeron 주치의
유럽 정책국(European Program)의 책임자 세계 정책연구소 선임 연구
아프리카 카메룬 여행시 현대의학으로는 불치병인 EBV(바이러스)에
감염되어 위험하고 속수무책이었지만 치료하여 거의 완치됨.

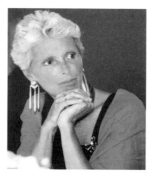

Johanna Lovrek Gräfin von Thun und Hohenstein
독일 툰 호엔슈타인 왕족 가족 주치의

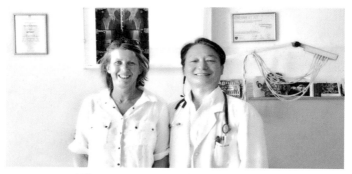

독일 Prinz Reuss · 왕족주치의(만성골수성 백혈병환자)
Prinz Reuss 왕족주치의

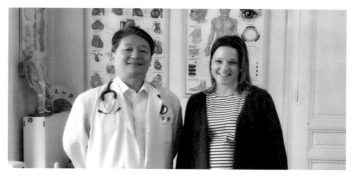

독일 왕족 Windisch Grätz 주치의
세계적인 의류회사 Peek & Cloppenburg부회장

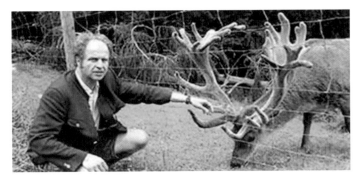

독일왕족 하인리히 7세 Heinrich XII, Prince Reuss 주치의
Heinrich XII, Prince Reuss 왕족주치의

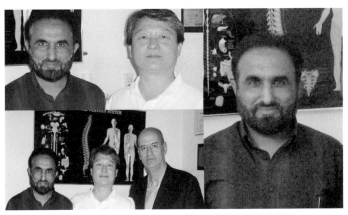

사우디아라비아 왕가 치료

박우현 교수는 수십년간 아프리카, 인도, 필리핀 등 수십 개국에 걸쳐 선교를 위해 교회나 학교 등을 만들어주고 끊임없이 지원해주는 인술을 겸비한 의사이기도 합니다.

그리고 나중에 알고 보니, 박우현 교수는 세계 최고의 정상급 운동선수들이 치료 받을 시에 신체적, 정신적 문제가 있을 때 조언을 통한 인지의학치료 전문가였습니다. 훌륭하고 친절하며 나이를 초월한 박우현 의사와의 만남으로 인사를 나누었습니다. 기자인 나는 그에게 '기적의 치료자'라는 평판을 전했는데, 곧 말실수를 저질렀음을 알았습니다. 박 교수는 정색하며, 다른 감정적 기분으로 말했습니다.

"저는 의사이고 과학적인 접근 방법으로 난치병 환자들 치료에 임합니다. 나는 마술도 아니고, 기적을 일으키는 사람도 아닙니다!"

사실 박우현 교수는 많은 다수의 과학 논문을 집필했으며, 현재까지 세계 각국의 통합의학에 관심이 있는 양방의사 등 약 4만5천 명을 가르친 유명 교수로 전 세계를 초청 여행 방문을 하여 기술을 전수하고, 세계 최고 여러 명문대학에서 박사들을 가르치며, 전 세계적으로 의료전문가를 양성하고 있습니다.

그는 유럽의 독일, 한국, 중국, 러시아, 오스트리아에서 박사학위를 위해 공부했으며, 서양의학, 한의학, 중의학, 정신신경학, 신경반사 치료학, 각국의 종족의학 및 철학 분야에서 4개 분야의 박사 학위를 소유한 박사입니다. 국제적으로는 유럽 독일, 스위스, 오스트리아 방송 출연과 유명한 의사 및 침구사로서, 또한 '동양침술 한의학과 음식의학, 기공의학 최고전문가로서도 유명합니다. 수많은 불치, 난치병 환자들에게 나타난 결과를 볼 때, 박우현 교수가 달성한 결과는 일반인들의 눈으로 볼 때는 기적으로 보일 수 있다고 박 교수는 말합니다.

"만성 난치병 환자들 그들은 왜 갑자기 고통에서 벗어났는지 모르기 때문입니다."

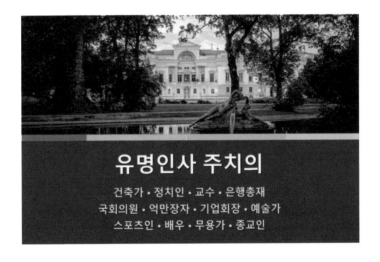

유명인사 주치의

건축가 · 정치인 · 교수 · 은행총재
국회의원 · 억만장자 · 기업회장 · 예술가
스포츠인 · 배우 · 무용가 · 종교인

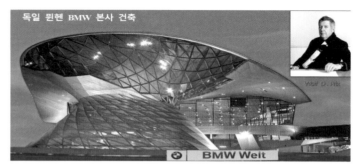

독일 뮌헨 BMW 본사 건축

Wolf D. Prix

BMW Welt

세계최고의 건축가 PROF. Wolf D. Prix 주치의 (독일 뮌헨 BMW 본사 건축)

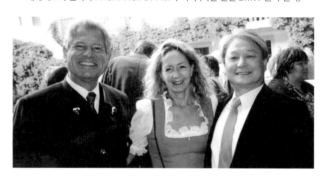

오스트리아 국립의사협회장 Dr. Neuhofer 주치의

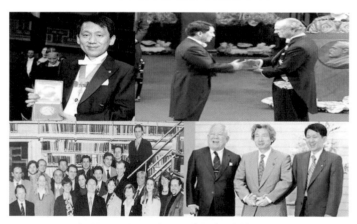

Nobleprize Winner Chitosan (2002) 노벨화학상 수상
Clinical Study Cooperation – 타나카 고이치로 (협력 임상연구)

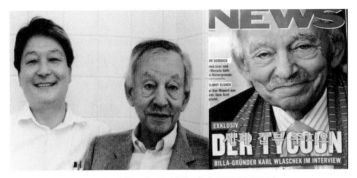

Austrian Billionaire Karl Wlaschek 억만장자 주치의

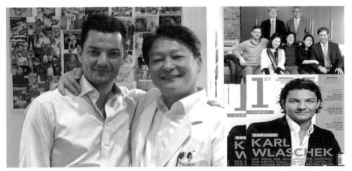

Austrian Billionaire Karl Wlaschek 억만장자 주치의

　　사실 박우현 교수의 통합의학적치료 접근 방법은 서양
의학에 고정적 관념으로 인식되어 세뇌되어진 우리들에게
는 정말 이해하기 어렵습니다. 박 교수는 정신집중을 하고,
환자들의 통증 부위 압통점을 찾아 압박을 하면서 "Phut!"
하고 말하면서 치료 후에 만성적인 통증을 가진 환자의 신
체적 문제가 즉시 호전되어지는 것이 눈에 띄게 나타납니
다. 정말 기적 같은 현상입니다.

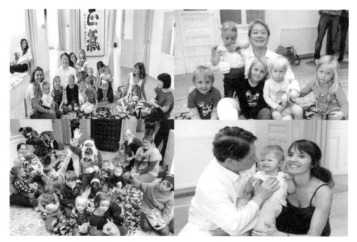

의료법인 유럽동서의학병원 소아암 환자들 (뇌암, 백혈병, 소아암)

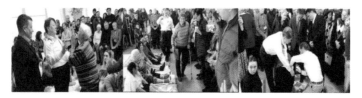

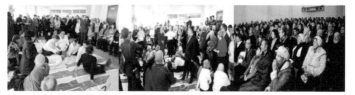

의료법인 유럽동서의학병원 난치병 환자들(Moldavia) 기적치료

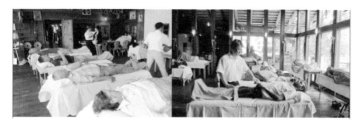

스위스 알프스 자연치료병원 겸 호텔 난치병치료 시연(2005)

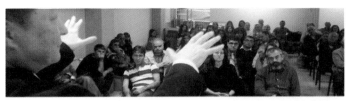

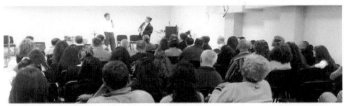

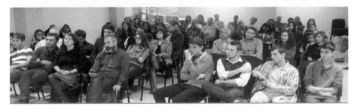

불가리아 소피아 난치병치료 초청 세미나(2015)

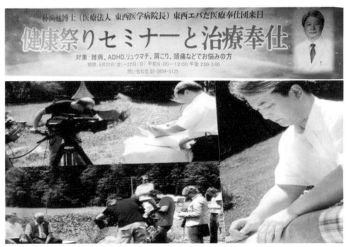

의료법인 유럽동서의학병원(일본 초청, 도쿄), 일본 전국 교회연합회초청 난치병치료 2014
(의료법인 유럽동서의학병원 독일 3Sat방송. 오스트리아 ORF 통합의학 방송보도)

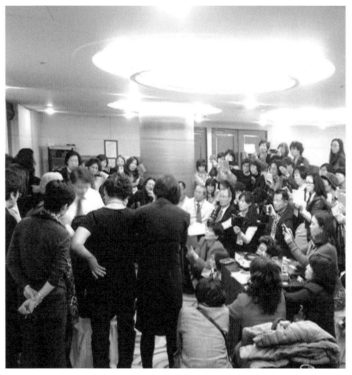

의료법인 유럽동서의학병원 해외의료 활동 (일본인 대상 통합의학 치료교육)

통합의학 대가

유럽 독일권 영역의 Wien 병원의 박우현 교수는 40여 개국에서 'Best Doctors World Wide'에 선정되었으며, 저명한 화학자와 물리학자들과 공동으로 각각 2002년과 2018년에 노벨상 후보로도 지명된 박우현 교수는 수십 년 간의 경험과 폭넓은 지식을 갖추고 있습니다. 수천년 동안 경험으로 축적된 침술 및 기공지압 기술과 신체의 에너지 흐름에 대한 특수하고 전문적인 지식을 포함하여, 전통 동양의학(TCM)과 함께 통합의학 교육을 매주 유럽 서양의학 전문의 의사들에게 교육하고 있습니다.

그는 서양과 동양 지식의 상호작용, 즉 공생을 형성하고 신체와 정신의 축에 초점을 맞추는 다양한 과학적 기반의 의료 방법을 포함하는 통합의학에 정진하고 있습니다. 아버지처럼 에너지(氣)의 대가인 박우현 교수는 통합의학에 대한 모든 지식을 자신만의 치료법인 '박지압'에 집약을 했으며 세계 100개국 이상에서 정식적으로 인정한 유일한 특허증서를 갖고 있습니다. 전 세계의 유명 스포츠 스타들, 올림픽 금메달리스트들의 성공 스토리와 박 교수에게 유명 스타들의 감사의 마음을 담긴 수많은 편지 서신들, 이것들이 박 교수의 치료가 성공했음을 입증합니다.

통합의학의 대가, 에너지(氣)의 대가이기도 한 박우현 교수는 서양의학과 동양의학의 지식 그라고 종족 의학을 겸비한 즉, 유럽의 전통의학인 서양의학과 동양한의학의 상호작용에 집중하고, 앞으로 미래의 의학으로서 훌륭하고 더 나은 패러다임 의학 체계인 통합의학에 역사적인 새로운 의학 체계를 구축하며 정진하고 있습니다.

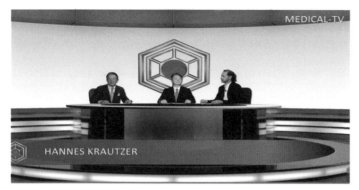

독일 통합의학방송 장면 Intergrative Medizin

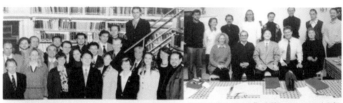

ruppenphoto im Anschluss an einen Vortrag von Dr. Park in der
bliothek der Universität Wien.

Handakupunkturseminar in Perg bei Linz. (Mitte Dr. Park, links
Dr. Stockenreiter, rechts Dr. Neuhofer).

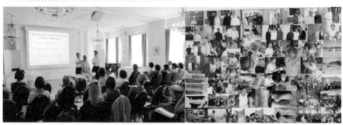

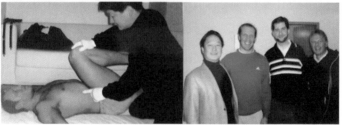

의료법인 유럽동서의학병원 국제 의료교육활동
(독일, 스위스, 오스트리아 의대 교수 및 의사들 교육 및 실습)

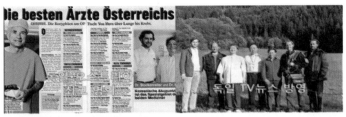

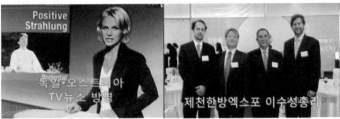

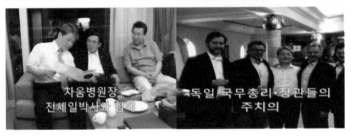

의료법인 유럽동서의학병원 방송출연 및 국제 의료활동

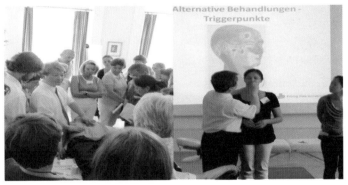

의료법인 유럽동서의학병원 국제 의료교육활동
(의사, 의대 교수 교육 및 실습)

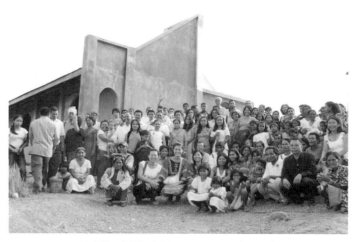

국경 없는 의사회–필리핀 민다나오 의료선교(성전건축)

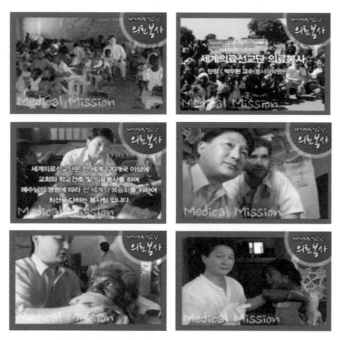

국경 없는 의사회 – 아프리카, 인도 마드라스, 데칸고원 의료선교

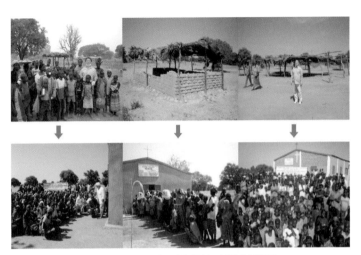

국경 없는 의사회 – 아프리카의료선교 2002(성전건축)

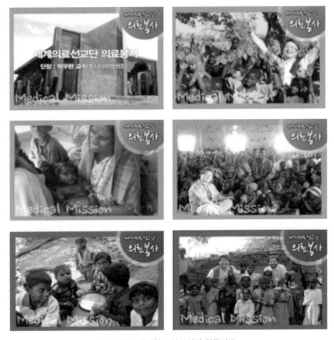

국경 없는 의사회 – 아프리카 의료선교

　서양의학에서 치료할 수 없는, 선천성 난치장애가 있는 소아들, 신경모세포종(신경계의 암)을 앓고 있는 어린아이, 파킨슨병 환자, MS(다발성경화증), 루프스, 중풍 환자들, 전신불수, 반신불수 환자들, 벙어리 환자들, 선천적인 다운증후군 환자들, 교통사고로 척추수술 후 만성추간판 통증 문제나 정신병 조현병 환자들 같은 중환자들의 정신적·심리적 환자들 고통 등을 박우현 교수가 치료를 해주면, 기적적으로 좋아지도록 치료해 도와줍니다. 그의 전문 분야는 난치병과 만성질환, 즉 기존 서양의학으로 '치료받지 못한, 치료할 수 없는, 치료가 불가능한' 환자들입니다.

　박우현 교수는 "보시다시피 이 젊은 남자는 스포츠 사고를 당했습니다."라고 영상을 보여 줍니다. 남학생의 팔이

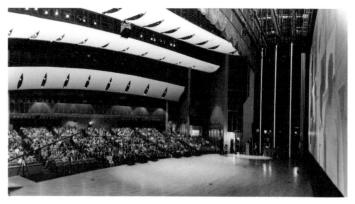

2019.6.5.혁신적 난치병 치료를 위한 양,한방의 새로운 접목

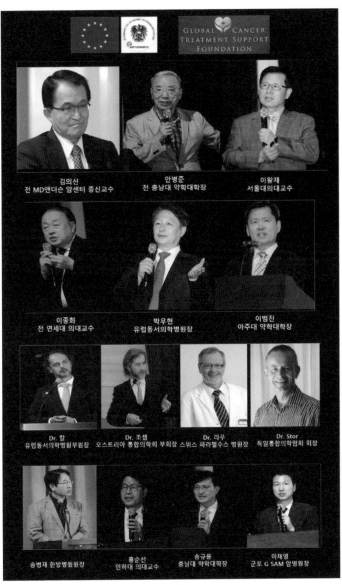

김의신
전 MD앤더슨 암센터 종신교수

안병준
전 충남대 약학대학장

이왕재
서울대의대교수

이종화
전 연세대 의대교수

박우현
유럽동서의학병원장

이범진
아주대 약학대학장

Dr. 칼
유럽동서의학원부원장

Dr. 조셉
오스트리아 통합의학회 부회장

Dr. 라우
스위스 파라젤수스 병원장

Dr. Stor
독일통합의학협회 회장

송병재 한방병원원장

홍순선
인하대 의대교수

송규용
충남대 약학대학장

이채영
군포 G SAM 암병원장

EU유럽연합 보건의무성 승인 응급임상(EAP) 성공적 종료기념
2019.6.5. 혁신적 난치병 치료를 위한 양, 한방의 새로운 접목

5년간 마비됐고, 절망에 빠진 엄마는 박우현 교수를 향해 간절하게 치료를 부탁합니다. 통합의학치료를 사용하였고 치료 후에 젊은 청년은 오늘 천천히 다시 팔을 움직일 수 있게 되었습니다. 보는 이들로 하여금, 놀라움을 금치 못합니다.

궁금한 점이 있다고 하면, 박우현 교수가 수많은 병원 진단 및 치료 후 소견자료를 보여줍니다. 예를 들어, 폐암 치료 때문에 찾아온 말기 폐암 환자에 대해. 박 교수에게 몇 차례 치료를 받은 뒤, 1년 뒤 검진 결과 종양의 크기에도 변화가 없었고, 아무런 폐암 증상도 나타나지 않았으며, 또한 어떠한 전이 증상의 증거도 없었습니다.

그는 어떻게 이러한 의학적 성공을 거두었습니까?
"훌륭한 건축설계자는 자신의 경험과 기술을 바탕으로 난방 시스템 결함이 어디에 있는지 알고 있습니다. 저는 배관공이나 자동차 정비공이 아닙니다. 저는 인체 정비공입니다."
박 교수는 통합의학적 치료를 하면서 인체의 근막과 혈관의 막힌 부분과 신경 얽힘 부분에 대한 것을 특수한 도수치료와 기(氣)의 흐름을 중심으로 진단, 관찰하고, 분석하여, 서양의학과 한의학에 대한 치료지식을 박교수 자신만의 치료법인 '박지압'으로 정리했습니다.

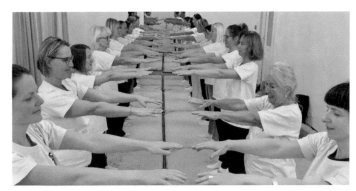

2022.3.20. 유럽 통합의학주치의 치료기술전수

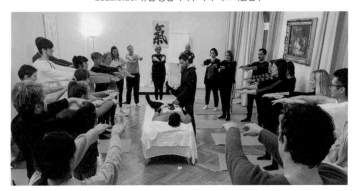

2022.3.20. 유럽 통합의학주치의 치료기술전수

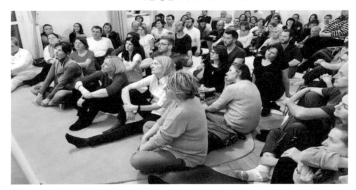

의료법인 유럽동서의학병원
Medical Qi-Gong for Doctors(의사들 의학기공교육 및 실습)

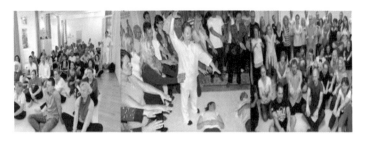

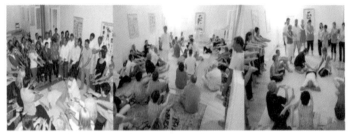

의료법인 유럽동서의학병원 Medical Qi-Gong for Doctors
(독일, 프랑스, 이태리, 오스트리아 의학 기공교육 및 실습장면)

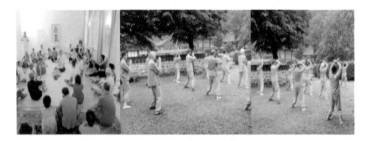

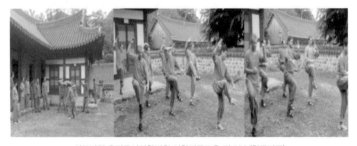

의료법인 유럽동서의학병원 의학기공교육 및 실습(한국방문)

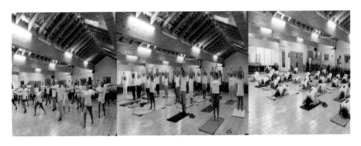

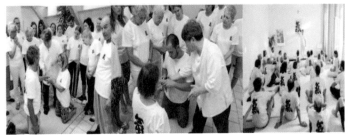

의료법인 유럽동서의학병원 Medical Qi-Gong for Doctors
(독일, 프랑스, 이태리, 오스트리아 의학 기공교육 및 실습장면)

당신의 발은 250세입니다. (기자에게) 박 교수는 "내 눈을 봐라."고 말한 뒤 "손을 내밀어라."고 말했습니다. 그는 무엇보다도 홍채 의학 진단 분석 및 36개의 맥박 진단을 사용하여 진단을 내립니다. 이 방법으로 1,000개 이상의 질병을 진단할 수 있습니다. 또한 오랜 경력의 국립병원 수간호사, 물리치료사이자 박 교수의 제자인 Christa 독일 간호사에 따르면, 박우현 교수는 환자들의 걷기, 말하기, 음성, 표정, 몸짓, 걸음걸이, 모든 움직임 등 환자들의 일거수 일

투족 등, 내재하고 구성하고 있는 모든 것을 분석하고 진단하고, 인지합니다. 박 교수는 몇 분 안에 결론을 내립니다.

그는 내(기자) 발을 보며 "당신 발은 250살이다."라고 말했습니다.

"고마워요, 정말 매력적이네요."

"결국 그렇게 나쁘지는 않은 것 같은데… 하지만 제 발은 항상 늘 아픕니다! 괴롭지요. 정형외과 의사는 저에게 괜찮습니다, 통증 소견은 없습니다. 라고만 하고요. 그런데 제 발은 아프고요."

박우현 교수는 다르게 인지하고, 진단합니다. "막힘이 있어서 혈관의 에너지(氣)가 흐르지 않는다."고 설명합니다. "임신 중에 태아의 머리가 모친 골반 한쪽 부위의 구석에 쳐박혀 있어서 태아 두뇌의 에너지 흐름을 오랫동안 많이 막았는데, 지금도 마찬가지다. 몇 년 지나면 내장에 문제가 생길 텐데, 벌써 발에도 눈에 띄게 나타난다."고 진단하셔서, "박 교수님! 도와주세요!"라고 하며 웃었습니다. 기자인 나는 치료용 침대에 누웠습니다. 내 오른쪽 하복부를 박 교수가 쥐어 짜는데, 정말 끔찍할 정도로 고통스러웠습니다. "몇 분 동안 조용히 누워 계세요! Pfffftpffft"이라고 그는 말합니다. 저도 박 교수 말대로 동참했습니다.

박우현 교수는 다시 요점을 강조합니다.

"에너지(기)는 반드시 흘러야 합니다. 스팀 보일러 온수관이 흐르는 것 처럼요." 박 교수의 치료 후에 바로 나는 뭔가가 바뀌었다는 것을 직감적으로 느끼고 알아차렸습니다. 좀처럼 바깥으로 돌릴 수 없었던, 내 오른쪽 다리 막힌 부분이 해결됐습니다! 정말 기적 같았습니다! 박 교수는 "4~5번은 내원해야 한다."고 말했습니다.

"이것이 바로 에너지(氣)입니다."
간호사 Christa가 말합니다.

"이 에너지(氣)는 신체의 유기체 내에서, 계속적으로 작동하며 균형을 유지합니다. 돌아보세요, 당신 다리 전체 에너지 상태는 오늘과 같이 몇 번 치료 후에는 더 좋을 것 같습니다. 한의학에서는 기(氣)의 흐름이 막히거나 약해서 흐

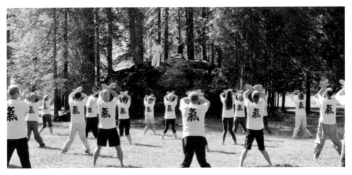

의료법인 유럽동서의학병원 소아암 환자들 (뇌암,백혈병,소아암)

트러지면, 병이 생긴다고 하는데, 박 교수는 그런 막힌 부분을 해결하고, 기의 흐름을 이끌어냅니다."

고통의 원인 찾기

박우현 교수의 통합의학적인 치료 신조는 증상(Syndrome)을 치료하는 것이 아니라, 오래된 고통 증상의 원인을 찾는 것인데 반면에 기존 의학은 증상에 초점을 맞춥니다. 반면에 박 교수는 다음과 같은 질문을 합니다.

만성적인 난치병 환자는 왜 이런 문제들을 겪는가? 내부 장기가 영향을 받았는가에 대한 상태 여부 즉, 아프고 기능을 하지 않는 경우, 겉보기에는 어떻게 설명을 할 수 없는 이유로 발이 아프거나, 원인을 모르는 궁극적인 문제가 있는 경우 등, 유일하게 중요한 것은 병적인 원인에 대한 문제의 뿌리가 "파헤쳐졌다."는 것입니다. 시력도 증상 문제일 뿐이라고 설명합니다.

독일 수간호사 크리스타는 "이유는 다른 곳에 있습니다. 시력이 좋지 않으면 눈에 뭔가 잘못되었다는 사실만 보일 뿐입니다. 원인이 밝혀지면 시력도 좋아집니다."

이는 모든 신체적, 정신적 문제에 동반시켜 적용돼야 합니다.

"신체는 우리에게 신호를 보내고, 증상은 뭔가 잘못되었음을 나타내는 깜박이는 빨간불과 같습니다. 신체는 이미 보상을 하고 있지만, 어느 시점이 되면 더 이상 보상을 할 수 없다는 사실에 주목하게 됩니다."

기존의 의학처럼 증상만 치료하면 원인은 남게 됩니다. 그러면 계속해서 병적 원인은 제거 못하게 되고 깊어지면서 만성적인 난치병에 직면하게 됩니다.

박 우현교수는 한층 더 고견을 말합니다.

"나는 전통 한의학과 에너지(氣)에 대한 개념작업을 결합합니다. 막힌 부분이 풀리면,에너지(氣)가 다시 흐르게 되고 오랫동안 막혔던 치유 과정이 시작됩니다."

박우현 교수의 고도로 축적된 기술적 가르침 덕분에 간호사 크리스타는 국립병원의 정형외과 수술실, 신경과에서 수십 년간의 중환자들 수술일을 끝내고, 박우현 교수와 함께 중환자 치료들을 같이 시작하게 되었습니다.

"병원에서 치료를 받지 못한 것으로 간주되는 뇌졸중 환자를 본 적이 있습니다. 우리는 현 상태를 유지할 수 있었지만 개선하지는 못했습니다. 박우현 교수는 통합의학적 차원의 에너지 운동으로 환자에게 즉각적인 치료를 한 후에 안정을 취하게 도와줍니다. 치료 효과가 가히 기적적이라고 볼 수 있습니다."

유럽 서양의학(기존 서양의학)의 반발 역풍, 수천 명의 난치병 환자들을 도운 것으로 입증됐음에도 불구하고, 박 교수는 거듭 시기, 비난을 받고 있습니다. 아직도 일부 서양의학만 공부한 의사들은 그의 방법을 신뢰 않고 공격합니다.

그러나 유명한 의료전문가와 유명한 의과대학 교수를 포함하여, 다른 수많은 의사들이 박 교수를 진심으로 인정하며 박우현 교수에게서 통합의학 교육 훈련을 받고 있습니다.

"유형도 있지만, 보이지 않는 무형의 것도 실제로 있다는 사실을 받아들여야 한다." (바람, 온도, 느낌, 기분, 믿음, 사

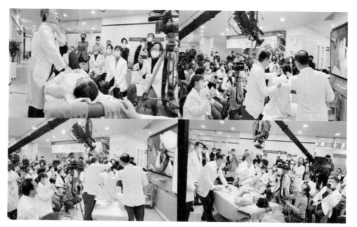

2022.2.19. 유럽동서의학병원 박우현 교수 국내 한의사 1차 치료기술전수

랑도 보이지 않지만 그 에너지(氣)는 너무도 무섭고 크다.)

"그러나 우리에게는 서양의학도, 한의학 모두 다 필요하다."며 "한국에서는 전통한의학과 서양의학이 함께 적용, 수용한다는 점에서 환자에게 최적"이라고 자신 있게 말합니다. 박우현 교수는 또한 '국경 없는 의사회', Caritas, ADRA 등 자선활동 수준에서   많은 의사와의 협력을 통해, 선교하는 것이 매우 중요하게 생각한다며 아프리카, 인도, 아마존 등 낙후된 나라들 아이들에게 학교를 지어주고, 전 세계에 수백 개의 교회 건축과 네팔 빈곤층 지역에서 매춘을 강요당하는 어린이들을 돈을 지불하고 데려와 기숙사건립과 기술학교를 세워 돌보고 있습니다.

극도로 위험한 분쟁지역과 아시아 지역은 '국경 없는 의사회'팀의 지원을 받아, 어려운 소년, 소녀 가장을 돕고 있습니다. 기숙사 학교들도 소녀와 소년을 교육시키고 치료하기 위해 만들어졌으며, 우리가 돕는 것이 바로 우리 크리스천들이 마땅히 해야 할 세계선교를 위한 복음이라고 박교수는 말합니다.

"에너지(氣)가 다시 흐를 수 있게 되면, 우리 몸의 치유과정이 다시 시작됩니다."

박우현 교수는 수천 년 전부터 경험의학적으로 전해져

내려온 각 나라들의 전통의학 지식을 알고 있습니다.

"우리 인체 에너지(氣)는 신체 전체 내부 경락의 경혈 및 지압점 주위로 흐릅니다. 우리는 그것을 잘 분석하여 진단 및 치료의 정보로 사용되어져야만 하는 것을 40년 이상 수십 년간의 통계적 경험을 통해서 믿음과 확신을 갖고 있습니다."라고 피력하면서 인터뷰를 마칩니다.

인터뷰 내용을, 특히 서양의학을 전공한 의사 입장에서 이해하기 힘든 부분을 요약해 본다.

그의 한결같은 주장은 「이건 기적도 아니고 마술도 아니다. 의학이다.」라는 것이다. 정신 집중을 한 후 통증 부위, 압통점을 찾아 '풋!' 하는 기를 넣는다. 대개의 경우 이 간단한 시술로 만성병이 낫는다. 서양의학의 세뇌로 나를 위시해서 의사나 일반인들은 믿기가 힘들다. 그러나 40여 개국에서 'Best Doctors World Wide'로 추대되었으며, 2002년, 2018년 두 차례에 걸쳐 노벨상 후보로 추천되었다. 그는 침술, 기공, 지압술, 신체 에너지 흐름, 전통, 동양의학 등을 통합하여 자신만의 치료법 「박지압」에 집약했다. 그는 한마디로 난치병, 만성병, 기존 서양의학으로 치료가 불가능한 환자를 치료하며 수많은 서양의학 전문의사들에게

강의하고 있다.

에너지(기)의 흐름이 막히거나 약해지면 병이 생긴다. 따라서 치료는 막힌 기의 흐름을 다시 잘 흐르게 해야 한다. 증상만 치료하는 퇴직 요법으로서는 막힌 근본 원인을 그대로 남게 되고, 세월이 지나면서 평소는 더 깊어지고 만성 난치병으로 발전하게 된다. 수많은 만성 난치병을 치료한 실적에도 불구하고 서양의학 전공의들은 그의 치료법을 불신하고 비방하기도 한다. 어렵게 생각할 것 없이 세상의 유형도 있지만 보이지 않는 무형의 것도 참 많다. 바람, 온도, 느낌, 믿음, 사랑, 그 에너지는 너무나도 크고 때로는 무섭기도 하다. 우리 인체 에너지는 신체 전체 내부 경락의 경혈 및 지압점 주위로 흐르고 있다. 우리는 그것을 잘 분석하여 진로의 정보를 사용해야 한다는 걸 나의 40년 이상 통계적 경험을 통해 믿음과 확신을 갖고 있다. 박 교수는 결론적으로 동서의학 통합은 무엇보다 시급한 과제이며, 한국은 그런 의미에서 동서의학이 함께 적용되어 수용한다는 점에서 환자에게 최적이라고 강하게 말한다.

그의 치료 대상인 환자가 너무 광범위해서 이 책자에 다 실을 수 없다는 점이 안타깝다. 만성, 난치, 불치라고 하는 환자들은 누구나 치료 대상이다. 그는 40여 개국에서 의료선교사로서, 그리고 강사로서 이 기적 같은 치료 현장을 보여줌으로써 사람들을 놀라게 한다. 소문이 나자 세계적인 VIP들이 그를 찾고, 유럽의 수많은 전통 왕가, 귀족, 명문가들, 왕족 올림픽 대표 선수, 예술가, 사우디를 비롯 세계적인 부자, 가문의 주치의를 맡고 있다.

그리고 낙후된 국가에서 교회 학교도 세우는 등 그의 선교 활동은 의료에만 그치지 않고 폭넓은 영역에서 뻗어 있다. 그리고 참으로 고맙게도 유럽의 서양의학을 전공한 의사들은 물론이고, 한국의 의사들에게 자기 기술을 전수하고 특강하고 있다. 그리고 한국에 가까운 장래 온 세계가 본받을 세계적인 통합의료 전문병원을 개설하기 위해 전력

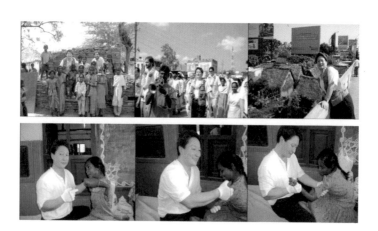

(2002) 국경없는 의사회 – 인도 데칸고원 의료선교
Medical Mission in India, Madras- Miracle Therapy

을 다하고 있다. 지금 세계 의료계는 서양의학에 매료되고 있다. 그러나 한국의 전통의학은 한의학, 동양의학이 함께하기 때문에 통합의료병원은 한국이 적지라는 것이다.

기(氣)에 대하여

박우현 교수의 치료 기법을 이해하려면 기(基), 즉 에너지에 대한 이해부터 해야 된다. 그가 치료가 끝날 무렵 「풋!」 하고 기합을 넣는다. 그는 자신의 치료 기법에 에너지의 중요성을 강조한다. 그리고 이를 치료에 활용한다. 그러나 일반적으로 하는 기 치료와는 다르다. 박 교수는 의학적 진단을 거쳐 때로는 약침과 함께 기 치료를 한다. 그는 대중을 모아놓고 기 수련도 하고 있다. 전통적으로 통증은 기의 흐름이 경혈을 따라 자연스럽고 조화롭게 흘러가야 한다고 하는데, 무슨 원인으로든 이 흐름이 막히면 거기에 기가 정체된다. 기 치료는 막힌 경락의 기 에너지를 수기법 및 정신치료 기법으로 풀어 기의 흐름을 정상화시키면 세포가 생기를 얻고 활력이 넘치며 아픈 것이 해결되며 신체 기능, 또 자연스러운 조화를 회복하게 된다.

박 교수는 진료 시간이 아주 짧다. 직관도 크게 작용하는 것 같다. 환자가 호소하는 환부에 수기 치료하는 수도 있고, 아주 엉뚱한 곳에도 한다. 원인 치료를 위해서다. 환부를 빨리 찾아 손이 가는 데 시간이 걸리지 않고 거의 직감으로 치료가 진행되는 것 같다. 기공사에게 물어봤더니 몸에 손을 대면 기가 정체된 곳, 환부로 절로 손이 간다고 한다.

서양에선 기의 개념을 잘 이해하지 못하고 있다. 그러나 동양 문화권에선 일상 생활에서도 자주 쓰여지고 있다. 우리 말에는 기(氣)가 붙은 말이 부지기수다.

① 의학적인 건강 측면에서도 생기, 기력, 기운, 활기, 감기, 기절, 호기, 흡기라는 단어가 자주 쓰인다.

② 힘을 표시하는 말의 기운, 기력, 기압, 기합, 묘기
③ 자연에 대한 외경심을 표현하는 말에 영기, 기후, 천기, 신기 등의 말이 쓰인다.

언어란 쓰지 않으면 절로 없어진다. 기라는 말은 우리 일상에서 누구나 쓰는 개념이다. 그러나 서양 문화권에서 기라고 딱 집어쓰는 말은 없어도 이와 관련된 개념은 있다. 우리는 운동 경기 할 때 사기를 돋우기 위해 응원을 한다. 사기충천하면 실력 이상으로 잘한다. 서구에서는 치어리더

가 응원을 하지만 역학적으로 보면 우리 응원 개념과 조금도 다르지 않다. 다만 기라는 말을 쓰지 않을 뿐이다. 어떤 종목에서든 축구 시합에는 홈 어드벤티지를 적용해 객지에서 온 팀에겐 한 골을 선취한 걸로 계산하기도 한다. 그만큼 자기 홈 그라운드의 이점을 중요시한다.

미국 유학 시절 동료들과 등산한 적이 있다. 정상에 올라 텐트를 치고 야영을 한 다음 날 아침에 기상을 하니 산 아래 사발 구름이 끝없이 깔려진 경관에 나는 말문이 막혔다. 자연에 대한 외경심이 절로 우러나 나도 모르게 조용히 묵상에 빠졌었다. 미국 동료들도 장엄한 자연 경관에 순간 넋을 잃고 바라본다. 어떤 기분이냐고 물으니 압도당한 느낌이라고 한다. 역시 힘이다.

큰 나무 아래 혹은 도도히 흐르는 큰 강물을 만나면 우리 할머니들은 큰절을 하고 우리도 절로 그 신비로움과 장엄함에 고개를 숙인다. 영적인 기운에 휩싸인다. 서양에선 'Something great'라고 표현해서 말은 다르지만 그런 느낌은 인간의 본성이 아닌가 하는 생각을 하게 된다. 서양인에게도 기의 기운이 작동하기 때문이다. 미국에서도 요즘 리조트에 가면 '기 치료'라고 하는 것도 생겨나고 있다. 받아보긴 했지만 크게 느낌을 받지 못했다.

우리는 심신 수련을 하면 몸과 마음, 그리고 자연이 하나가 된다. 박 교수의 진료에도 다음 세 가지를 강조한다.

① 조신(調身) : 힘을 뺀 무리 없는 자세가 기본이다.
② 조식(調息) : 흡기 시엔 천지자연의 기운을 깊이 들여 마셔서 세포 하나하나까지 자연의 힘으로 넘치게 한다. 흡기는 코로 천천히 호기는 입으로 가늘게 천천히 온몸에 노폐물을 깨끗이 비워 정화한다.
③ 조심(調心) : 마음을 안정 이완시킨다. 하나하나의 동작에 의식을 집중한다.

기공 수련은 여기에 한 가지 더한다. 매 호흡 시 일시 정지를 한다. 요가에선 이를 「쿤바하카」라고 하는데 이때 기가 흐트러지지 않게 항문을 조여준다. 심신일체를 확실히 느낄 수 있다.

인간을 비롯하여 모든 동물은 공기, 물, 음식 없이 생존이 불가능하다. 생물은 이처럼 자연계와 밀접한 「出과 入 연계 시스템」을 갖추고 있다. 이것은 동서가 다르지 않다. 그러나 자연을 바라보는 시각에는 차이가 있다. 서양 문화권에선 주로 入을, 동양에선 出을 강조하고 있다.

① 서양에선 호흡을 크게 의식하지 않는다. 동양에선 평소에는 의식 없이 하지만 복식 호흡을 할 때는 의식을 집중하여 호를 길게, 흡을 상대적으로 짧게 한다.
② 물은 동양에선 따뜻한 것, 서양에선 차가운 것을 좋아한다.

얼음물, 차가운 맥주 등

③ 먹거리는 동양은 고온다습한 기후의 농경 민족으로 채식이
많고 장이 길다. 서양은 한랭건조한 기후라 농사가 잘 안되기
때문에 수렵으로 육식이 많다. 서양에선 체구도 장대하고 힘
이 있어야 해서 영양학 관점에선 먹는것에 관심이 많고 동양
에선 배설에 관심이 많다.

이처럼 모든 생물은 出入을 통해 자연계와 밀접한 연관
을 갖고 있다. 특히 우리는 出에 대한 영산 신앙이 대단해
서 등산이란 말 대신 '산에 든다[入山]'라고 한다. 그리고 동
양에선 요가, 기공, 태극권 등에서 알 수 있듯이 느리고 부
드럽게 한다.

심신수련도 심기체(心氣體)의 결합을 도(道)라고 불러
서도, 검도, 다도가 있다. 따라서 동양은 연속적, 서양은 비
연속적 세계관을 가지고 있다.

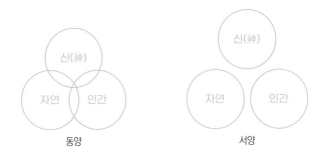

동양　　　　　　　　서양

서양의는 진료하는 관점이 기계론적이다. 검사를 해서 어디가 고장 났는지 그 부위를 찾아 치료한다. 병소 부위나 부분을 검사를 통해 찾아 진료하는 데 빠르고 정확하다. 그러나 원인이 무엇인지 모르는 장기 만성 난치병에는 딱 떨어진 고장이나 문제가 분명치 않기 때문에 치료가 어렵다. 이런 경우 서양의는 난치병, 심지어 불치병이라고 부른다. 동의학은 이럴 때 빛을 발한다. 병을 기계의 고장처럼 보는 게 아니고 전체의 시스템으로 본다.

최근엔 서양의학에서도 1970년대부터 시작된 Holistic Health Movement가 전인적 의학 교육을 지향하는데, 동서통합의학의 필요성이 차츰 세계의 학계가 공감하고 있는 징표가 아닌가 생각된다. 기계는 고장이 나면 그 부위를 정확히 찾아 인간이 수리를 해야 다시 돌아간다. 이게 서양의학이다. 그러나 동양의학은 치료는 자연에 의존한다. 잘못된 생활 습관 등으로 전체적인 균형이 난조에 빠질 때 습관을 고치면 고장난 인체는 자연치유력에 의해 절로 정상으로 돌아간다. 이것이 위대한 자연 치유력이다.

지구라는 행성은 낮 동안 태양으로부터 빛을 받고 밤이면 열의 일부를 우주 공간에 균형 있게 방출함으로써 생물이 살 수 있는 온도가 된다. 자연계 질서는 부분의 질서와 전체의 질서가 조화롭게 균형이 갖춰야 한다. 자기 편리만 쫓아 지구에 무관심하다간 오늘의 지구 기상 이변을 초래한다. 산을 더럽히면 그 물이 내일이면 내 몸으로 들어온다는 이 간단하고 너무나 명백한 사실을 지구인이 모르고 있는 걸까? 지구의 종말은 인간을 포함한 모든 생물의 종말이다.

어떻게 하면 무병 건강할 수 있냐는 질문을 자주 받게 된다. 한마디로 원시인의 생활을 하라고 충고한다. 농사도 짓기 전 까마득한 인류의 역사에서 생존을 위해선 걸어다니며 채집, 수렵 생활이 전부였다. 난방, 냉방, 비만이 어디 있겠는가. 생활습관병이라는 게 있을 수 없다. 인간은 수백만 년 이런 생활에 잘 적응해서 살 수 있게 발전돼 왔다.

이게 건강의 비결이다. 동양의 건강관에서는 하늘은 자연계, 즉 대우주이고 사람은 그 일부이며, 천지자연의 법칙에 따라 살면 건강하고 천수를 누릴 수 있다는 천인합일 사상에 기초하고 있다.

기는 인체를 구성하고 생명을 키우는 데 불가결한 것이어서 큰 운동력을 가진 그러나 작은 물질이다. 신체의 영양과 연료가 되는 혈액이 인간의 생명을 유지하는 필요불가결한 요소인데, 이 혈액이 혈관을 따라 전신을 돌아가며 순

환함으로써 생명이 유지되는데, 이러한 생명의 기원에 관여하는 큰 힘이 기의 작용이다. 이런 기의 원활한 흐름이 무슨 원인으로든 막히거나 정체가 되면 음양오행, 그리고 생명선의 피의 흐름에 영향을 주는 것이 병이다.

그 해결책으로 침, 뜸, 한방을 사용하는 치료 기법이 있으며, 자연 치유력을 높여 균형을 유지하기 위해 태극권 기공 등이 행해진다. 기와 피는 밀접한 관계가 있으며, 기를

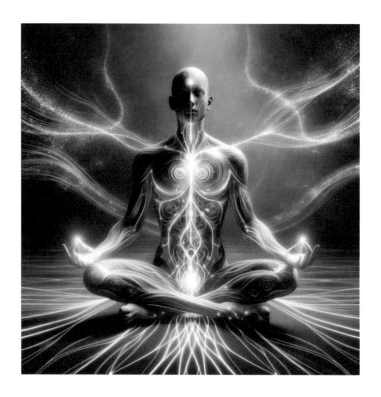

살리기 위해 필요한 에너지를 혈액에서 얻는다. 기의 흐름이 정체되면 혈액의 흐름도 정체된다. 온몸에 보이진 않지만 마치 신경가지처럼 분포되어 있는 것이 기가 흐르는 경락이며, 경혈은 경락의 요소 요소에 있다. 여기를 자극하면 경혈과 경락을 통해 밀접한 관계가 있는 오장육부의 상태를 알 수 있다.

경혈은 기의 출입구다. 「병은 기에서」 동양의학의 기본 개념이다. 체내 기를 잘 제어함으로써 자연 치유력을 높일 수 있다. 기가 쉽게 인식되는 환경은 깊은 산속이나 피라미드형 건물이다. 이런 곳은 식물의 부식 속도가 느리다. 진천에 있는 보탑사는 음력 4월 초 8일에 놓아둔 수박이 동짓날에 열어도 그대로 생생하다. 이것 한 조각을 먹겠다고 절에는 긴 줄이 늘어서 진천 시내의 교통이 막히는 진풍경이 연출될 정도다. 이것은 건축 전문가들이 「피라미드 파워」라고 부르는데 탑모양으로 건축된 보탑사가 딱 그대로다.

제3장

—

김의신 교수와 SB주사
(할미꽃뿌리생약)

김의신 교수와 SB주사
(할미꽃뿌리생약)

박 교수와 가깝게 협업하고 있는 분이 김의신 교수이다. 국내에서는 익히 알려진 유명 의사다. 세계 최고의 권위 병원인 텍사스의 MD에더슨 암센터에서 한국인으로서는 유일하게 종신 교수직을 지내고, 지금은 캘리포니아 어바인 교수로 재직 중에 있다. 또한 서울대학교 융합과학기술대학원 초청교수로 10년에 걸쳐 1년에 3개월씩 2번을 방문하여 미국의 최신 의학을 가르친다. 얼마전까지 김의신 교수는 6년간 경희대학교 석학교수로 경희대학병원 양한방을 융합한 난치병치료센터 추진위원장을 맡아 전력을 다해 큰 도움을 주었다. 그리고 그는 그 바쁜 일정에도 국내에서 개발된 최신 의료에 큰 관심을 보이고 있으며, 해외에도 소개하고 있다. 최근에 개발된 SB주사, 할미꽃 뿌리에서 추출한 생약에 대해 부작용 없이 암 환자를 치료할 수 있는 놀라운 성과를 보고 했다.

다음은 SB주사(Alpha-K로 명칭이 바뀐다.)에 대한 그의 지론을 발표한 내용을 그대로 옮겨본다.

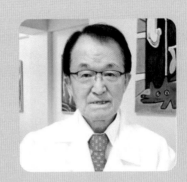

김의신 교수

학력

- 서울대학교 의대 졸업
- 서울대학교 대학원 졸업
- 미네소타 대학교 대학원 수료
- 죤스 홉킨스 대학교 경영대학원 수료
- 텍사스 대학교 경영대학원 수료

저서

- Pioneer of radioimmunodection and
  Radioimmunoherapy of cancer, PET and MRI
- 논문 350편 발표, 교과서 15권 집필
- Related to nuclear and molecular imagings
- Current Medical Imaging Review 현 편집인
- Journal of Nuclear Medicine 전 부편집인
- Europ. J. Nud. Med(1976~2012) 전 부편집인
- Cancer Treat. And Red, Rediology

경력 외

- 월남 참전(예방의학 장교)
- 한국 예방의학 전문의
- 미국 죤스 홉킨스, 피츠버그, 미네소타, 워싱턴 대학교 내과, 방사선과, 핵 의학 연수 후 전문의 취득
- The best doctors in America(2년마다 연속 12회 선정)
- 현재 미국 방사선학 전문의 시험관
- 미국 핵 의사협회 회장
- 미국 한미 과학기술자협회 서남부지역 회장
- 한국 정부 국민포장
- 미국 휴스턴 지역 방사선 협회 회장
- 한국 정부 동백장
- 현재 서울대학교 융합기술대학원 WCU분자의학 교수
- 한미 의사협회 회장
- 현재 미국 캘리포니아대학교 어비인 의료원 방사선과 교수
- 2018 마르퀴즈 후즈후 평생공로상 수상
- 전 경희대학교 석학교수
- 현 서울대학교 융합기술대학원 초청 교수
- 현 글로벌 난치병치료지원재단 추진위원회 이사장

안녕하십니까?

저는 미국 텍사스대학교 MD앤더슨 암센터에서 31년간 근무하다가 현재는 캘리포니아대학교 어바인의료원 및 서울대학교 융합기술대학원과 경희대학교 석학교수를 맡고 있는 김의신입니다.

저는 지난 5년 전부터 세계 최초로 개발된 천연물 신약 항암제 'SB주사'에 관심을 갖고 삼육서울병원 및 샘병원 등 국내 세 곳의 병원에서 9년 전부터 말기 암 환자를 치료한 자료 및 전임상, 임상, 1상 및 2상 각종 치료 및 연구 논문을 면밀히 검토할 기회를 가졌습니다.

또한 혈액 검사 결과 SB주사가 간이나 신장 기능에 전혀 지장을 주지 않는다는 것과, 기존 항암제의 심각한 부작용에서 유발되는 혈소판 및 백혈구 감소 등, 혈액학적인 문제와 면역성 저하가 거의 없다는 것을 확인하였습니다.

9년간에 걸쳐 약 1,500명의 4기 및 말기 암 환자 중, SB주사를 처방한 후 단 한 명도 기존 항암제에서 동반되는 심각한 부작용이 없었던 사실도 확인했습니다. 이것은 암 치료에 있어서 매우 중요한 것이라고 생각됩니다.

특히 말기 암 환자 중 복수나 흉수가 생겨 호흡 장애가 있는 환자들한테 SB주사를 정맥 주사와 더불어 복강이나 흉강에 직접 주입하였을 때, 여러 환자들에게 있어 암의 진전이 중단되거나 복수나 흉수가 현저히 줄어드는 것도 많은 환자들로부터 확인하였습니다. 세계적으로도 부작용이 없이 복수나 흉수를 치료하는 신약이 개발된 사례가 없는 만큼 이는 매우 획기적인 결과임을 알 수 있었습니다.

그리고 SB주사가 많은 암 환자들에게 있어 암성 통증 완화에도 상당히 도움이 된다는 것도 확인했습니다. SB주사의 핵심 물질인 '풀사틸라사포닌디(Pulsatilla Saponin D)'는 정상세포에 손상을 주지 않고 암세포에만 선택적으로 고사, 소멸시키는 기전과 또 다른 하나의 단열 물질인 '데옥시포도필로톡신'이라는 물질은 신생 혈관을 탁월하게 억제하는 기전을 갖고 있다는 것이며, 인하대학교 홍순선 교수는 2014년 세계적으로 권위 있는 카스노제네시스(Carcinogenesis) 학술지에 분자생물학적인 기존의 연구 결과를 발표하였습니다. 이 두 가지 물질의 분류는 인류가 원하는 항암 신약으로서 최고의 가치를 갖고 있다고 판단합니다.

또한 4기 및 말기 췌장암 환자 20여 명 이상이 치료된 과정을 확인한 결과 CA19-9이라는 암 수치도 매우 좋아지는 환자도 있고, 암 수치의 변동은 없었어도 CT 상으로 암 병변이 줄어들기도 하며, 췌장 세포에 전혀 나쁜 영향을 주지 않고 암에 괴사 작용이 현저하게 관찰되는 것으로 봐서 SB주사가 치료에 매우 효과적임을 알 수 있었습니다.

2014년 6월 삼육서울병원에서 치료한 췌장암 4기 및 말기 환자 22명에 대하여 1년간 추적 조사를 한 결과의 논문을 보면 질병 통제율이 무려 79%에 이르는 획기적인 결과가 나왔습니다.

2014년 삼육서울병원 이종화 박사가 대한암학회에서 발표한 SB주사로 50명의 췌장암 환자 치료에 대한 논문에 의하면, SB주사가 4기 및 말기 환자 24명의 수명을 SB주사 치료를 받지 않는 환자 군보다 2배 이상 연장시키는 데에 매우 중요한 역할을 하고 있다고 발표하였습니다.

또한 이종화 박사는 2015년 미국 Journal Of Cancer Treatment And Research에서 SB주사가 췌장암 4기 및 말기 환자들의 수명을 부작용이 거의 없이 2배 이상 연장할 수 있는 것에 대해서 발표하였습니다.

또한 2013년 4월 25일 췌장암 말기 확진 판정을 받았

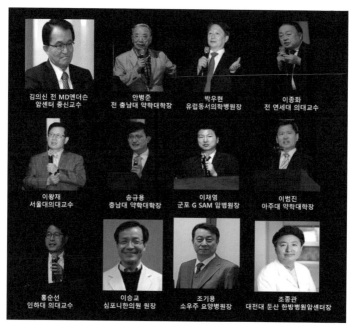

김의신 전 MD앤더슨
암센터 종신교수

안병준
전 충남대 약학대학장

박우현
유럽동서의학병원장

이종화
전 연세대 의대교수

이왕재
서울대의대교수

송규용
충남대 약학대학장

이채영
군포 G SAM 암병원장

이범진
아주대 약학대학장

홍순선
인하대 의대교수

이승교
심포니한의원 원장

조기용
소우주 요양병원장

조종관
대전대 둔산 한방병원암센터장

JH-100 난치질환 전용치료제 연구 개발 핵심 양. 한방 의과학자

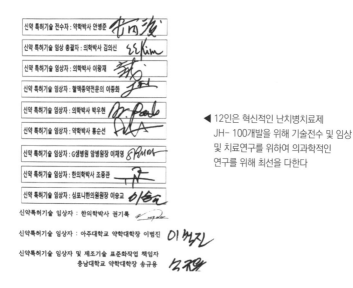

신약 특허기술 전수자 : 약학박사 안병준

신약 특허기술 임상 총결자 : 의학박사 김의신

신약 특허기술 임상자 : 의학박사 이왕재

신약 특허기술 임상자 : 혈액종양전문의 이종화

신약 특허기술 임상자 : 의학박사 박우현

신약 특허기술 임상자 : 약학박사 홍순선

신약 특허기술 임상자 : G생병원 암병원장 이채영

신약 특허기술 임상자 : 한의학박사 조종관

신약 특허기술 임상자 : 심포니한의원원장 이승교

신약특허기술 임상자 : 한의학박사 권기록

신약특허기술 임상자 : 아주대학교 약학대학장 이범진

신약특허기술 임상자 및 제조기술 표준화작업 책임자
　　　　　충남대학교 약학대학장 송규용

◀ 12인은 혁신적인 난치병치료제
　 JH- 100개발을 위해 기술전수 및 임상
　 및 치료연구를 위하여 의과학적인
　 연구를 위해 최선을 다한다

던 일본인 여성 아베 준코 씨가 그 대표적인 케이스였습니다. 이 환자분의 췌장암 크기는 무려 12cm였으며, 간으로 전이되어 크고 작은 수많은 암 덩어리가 퍼져있었는데, 가장 큰 것은 약 10cm 정도였습니다. 현대 의학으로는 더 이상 치료 방법이 없는 췌장암과 간암 말기 환자였습니다. 아베 준코 씨는 연대 세브란스병원에서 약 3개월 시한부 치료 불가 판정을 받았고 일본으로 돌아가 남은 짧은 여생을 보내려고 하였던 환자였습니다.

그런데 그녀가 SB항암주사로 암에 직접 주사하거나 정맥 주사를 해서 안전하게 치료한 뒤, 5년이 지난 2018년 4월 25일까지 정상인에 가깝게 이상 없이 살고 있다는 것에 우리는 인류의 암 치료에 혁신적인 새로운 지평을 열었다고 확신합니다.

2015년 삼육서울병원에서 발표한 'SB주사 치료에 의한 인체 초기 면역 세포에 미치는 영향에 관한 연구'에서 백혈구, 임파구, CD4보조임파 및 CD8억제임파세포 그리고 NK 자연사례세포에 미치는 영향을 연구한 결과, SB항암제가 암 환자의 교란된 면역 기능을 초기에 정상화시키는 효과가 있음을 제시하고 있습니다. 이는 5년 이상 SB항암주사로 치료를 수행한 혈액종양 전문의들의 연구 결과입니다.

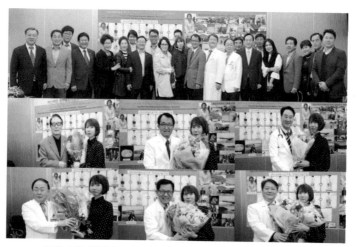

2013.4.25~2020.8.8. 아베준코 췌장암 말기, 진단일 기준 7년 4개월 생존

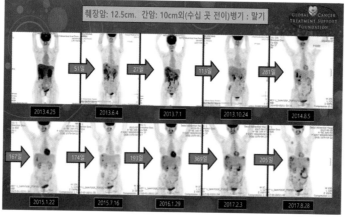

세계적으로도 그 유례를 찾기 힘든
췌장말기암 치료에 부작용이 거의 없이 5년 생존후 완치판정 받은 아베 준코씨〉

이종화 박사의 치료 연구 결론은 SB주사가 신약 항암제로서 부작용이 거의 없고 안정성이 매우 높으며, 20여 종류의 다양한 암종에 치료가 가능하고 암 환자의 면역 기능을

상승시킨다는 것으로 결론을 냈으며, 유명한 저널에 논문 접수를 할 예정입니다.

2015년 10월 서울대학교 의대 이왕재 교수는 SB주사를 악성 뇌종양인 교모세포종 2가지 종류를 전임상한 결과 SB 주사가 다양한 암종에 효과가 있었듯이 뇌종양에도 매우 탁월한 효과가 있었음을 확인할 수 있었습니다. 그래서 본 격적으로 천연물 신약 항암제를 세계 최초로 뇌암 부위에 직접 주사하는 방식으로 임상실험을 추진하고 있습니다.

그리고 무엇보다도 고치기 어려운 악성 암 환자들이 SB 주사를 사용했을 때 많은 환자들이 새로운 병변이 발견되 지 않아 주사가 암 전이 방지에도 치료 효과가 있음을 확인 할 수 있었습니다.

현재 제가 SB주사 치료 데이터 및 논문들을 검토하여 판단한 결과 췌장암, 간암, 위암, 폐암, 담도암, 흑색종, 혈 관육종, 자궁경부암, 갑상선암 등 20여 가지 암종에 상당한 치료 효과를 확인했으며 특히 말기 암 환자들에게 흔히 나 타나는 복수, 흉수 등 정말 고치기 힘든 환자들에게 부작용 이 거의 없는 SB주사의 치료가 매우 도움이 된다는 것은 의 심할 여지가 없습니다.

이러한 신약이 3기 미만의 초기 암 환자에게도 적용이 된다면 부작용 없이 암을 치료하는 데에 더욱 큰 효과가 있을 것으로 판단하고 있습니다. 또한 이로 말미암아 개인 환자는 부작용 없이 빠른 치료 효과를 기대할 수 있을 뿐만 아니라 국가는 암 치료에 막대한 재정 낭비를 줄이는 것은 물론, 나아가 SB항암 신약을 원하는 전 세계의 암 환자들에게 많은 치료 혜택을 주므로 인해 국가의 인지도 및 국익에 막대한 도움이 될 것입니다.

2017년 10월 5일 세계에서 의약품 심사에 있어 까다롭다고 정평이 난 유럽연합 EU 보건 의무성에서 SB주사를 심사한지 불과 6개월 만에 SB항암신약의 심사를 끝내고 사용 승인이 났습니다. 더 이상 치료약이 없는 암 환자들에게 적용되는 Expanded Access Program. 즉, 동정적 사용승인 계획에 의해서 SB주사 사용 허가를 해주었습니다. 또한 오스트리아 빈 노이슈타트 주립병원 및 유럽동서의학병원은 SB항암신약 동정적 치료 사용 여부를 2개월 만에 검토를 끝내고 SB항암주사 공급을 하게 되었다는 것에 크게 주목해야 합니다.

제가 판단하건대 사용 승인 이유는 SB항암주사가 한국에서 9년간 세 곳 병원에서 약 1500명의 말기 암 환자 치료 결과에 의해 다음과 같은 5가지 항목에서 EU 유럽연합 보건 의무성에서 인정을 받았기 때문이라고 판단합니다.

첫 번째로 다양한 20여 가지의 암종에 효과가 있다는 것을 연구 논문이나 9년간에 걸친 세 곳 병원의 치료 자료에서 확인하였다는 것입니다.

두 번째는 암 환자의 인체에 부작용이 거의 없다는 것입니다. 다시 말해서 간 기능 및 혈소판, 백혈구 등 혈액학적인 문제와 면역성 저하가 거의 없다는 것입니다.

세 번째는 SB항암주사는 약물내성이 거의 없어서 장기간 사용하더라도 별문제가 없다는 것입니다.

네 번째는 신경다발과 대동맥 등 중요 혈관 부위에 암이 형성되었을 시 SB항암주사를 직접 주사함으로써 치료가 가능하다는 것입니다.

다섯 번째는 말기 암 환자들에게 유발되는 복수 및 흉수 그리고 암성 통증 치료에 억제 효과가 뛰어나다는 것입니다.

SB주사는 한국이 원천기술을 갖고 있으며 식약처에서

신약 2호로 허가가 나왔고 상당 기간 동안 약 1500명의 말기 암 환자 치료 결과를 갖고 있는 만큼, 현시점에서 식약처의 판단처럼 임상 2상 후기가 종료되어야 제한적 시판허가를 풀어줄 수 있다는 것은 암으로 고통받는 환자들을 위해서라도 전혀 이치에 맞지 않는 처사라고 판단합니다.

9년간 말기 암 환자들 중 SB주사치료로 단 한 명도 기존 항암제에서 대부분 동반되는 극심한 부작용이 거의 없고 다양한 암에 치료 효과가 있다는 것이 확인되었다면 그건 당연히 SB주사를 사용할 수 있는 병원들을 대폭 확대해 주어야만 된다고 판단합니다. 치료 기회가 확대되도록 함으로 인해 더 많은 치료 임상 연구를 할 수 있기 때문입니다.

4기나 말기 특히 복수나 흉수가 차서 단 하루도 연명하기 힘든 암 환자들을 위해서라도 이제부터는 국가가 발 벗고 나서서 특별히 SB주사에 대한 연구를 지원해야 한다고 생각합니다.

한국이 세계 최초로 개발한 천연물 신약 SB주사는 향후 수많은 암 환자들에게 지대한 도움이 될 것으로 확신하며 이에 암으로 고통받는 온 인류와 우리 국민 그리고 국익을 위해 적극적인 검토를 진심으로 바랍니다.

대단히 감사합니다.

한국의 신약 기준은 대단히 엄격한 것으로 정평이 나있다. 보고에 의하면 세계 최신 기술들이 총경합하는 전시회가 해마다 라스베가스에서 CES라는 이름으로 열리는데 장래성이 있는 기업에겐 천문학적인 투자가 이뤄진다. 전시 아이템들은 이름만 들어도 신기해서 놀랄 지경이다. 올해도 3,500개 세계 첨단 기업들이 참여했는데 참으로 자랑스럽게도 한국 기업이 수적으로나 질적으로나 전시장을 압도했다. 삼성, LG가 전시장 입구에 제일 넓게 차지하고 있고 스타트업 기업 전시장의 1/3이 한국 기업이라고 한다.

자율주행, Fly Taxi(드론택시), Air Farm(불 없이 공기에서 물을 빼내 농사를 짓는 기술) 등 신기한 아이템이 가득하다. 그러나 가장 중요한 부문인 BIO 신약산업이 오히려 시장성이 제일 낮다. 규정이 까다롭고 임상 시험 과정이 거의 10년이나 걸린다는 점이 문제로 꼽히고 있다. 미래 사회에 가장 중요한 부문에 투자가 가장 적다는 것이다. 의사로서 듣기에 씁쓸하다. 김의신 교수의 한탄에 공감이 간다.

이 원료인 할미꽃은 오인트로도 만들어져 개발되었는데 그 치료적 효과가 놀랍다. 김의신 교수는 이 제제는 암뿐만 아니라 모든 염증 과정에 특효약이라고 극찬한 바 있다. 나도 왼손이 아파트 문에 치여 깊은 창상을 입었지만 봉합 시기를 놓쳐 크게 걱정을 했었는데 이 오인트를 발라 치료했는데 아무 후유증 없이 나아 원상회복이 되었다. 나는 발가락에 무좀으로 큰 불편을 겪고 있는데 이 오인트를 꾸준히 발라 현재 상당히 좋아졌다. 발바닥 양쪽에 티눈이 생겨 아파 보행에 지장을 줄 정도였는데 외과에서 세 차례 칼로 조금씩 티눈을 잘라냈다. 그렇게 잘 지내다가 최근에 또 티눈이 조금씩 생겨서 이 크림을 발라 상당히 호전되었다. 이 할미꽃은 주사제로도 개발되었는데, 내 골칫거리 전립선 비대증도 상당히 불편했지만 조 박사로부터 SB주사액을 침에 묻혀 소위 약침 치료를 받았는데, 그간 비뇨기과에서 오랫동안 복용했던 약을 전부 중단했는데도 약침 치료로 많이 호전되었다. 증상은 빈뇨, 절박뇨, 소변 줄기가 가늘고 장거리 여행 시 예방용으로 소변을 볼 땐 상당히 시간이 걸렸다. 그러나 조기용 박사는 약침을 일주일에 한 번씩 치료를 해주었는데 전립선에 2대 하복부에 한 대씩 주사한다. 병원 투약을 완전히 끊은 상태임에도 증상이 거의 호전되었다.

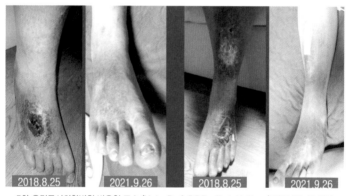

5차 유럽동서의학병원 박우현 교수 (Univ-Prof. DDDr. Park U-Hyun) 말기 당뇨족 치료

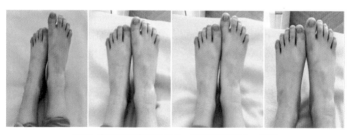

2021. 유럽동서의학병원 Alpha-K 임상 결과(8day. 완치)

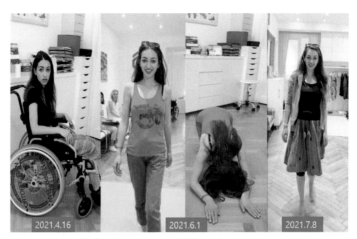

2021. 유럽동서의학병원 Alpha-K 임상 결과

크로아티아 여자(32세) MS(Multiple Sclerosis):다발성경화증.
15년 전부터 왼쪽 다리 감각이 무뎌지면서, 점차 힘이 없어지고, 마비가 오기 시작. 혼자 일어서서
걷기도 힘들고, 일상생활을 할 수 없어서 휠체어에 의지하게 되었고, 정신적으로 힘든 상태가 됨.
17년간 지속된 오랜 고질병(MS)인 불치병을 한국인 의사 박우현 교수를 만나 치료하면서 점차
좋아져서, 3개월 만에 이렇게 동영상 사진처럼 혼자 똑바로 서서 걸을 수가 있게 되었고, 너무 감
사하다고 큰절을 올리는 장면!

    박우현 교수는 수십년 간에 걸쳐 전세계를 다니며 특별
한 천연소재의 광물질 치료제에도 수많은 연구 끝에 종족의
학 등에서 파생된 치료제를 개발하였다. 이 치료제는 할미
꽃뿌리와 광물질을 주원료로 하여 만들어진 크림제제이다.

    앞장에서 본 그의 기적같은 치료에는 할미꽃 원료인 크
림이 작용하고 있다. 그가 사용하는 약침에도 할미꽃 제재
를 사용하고 있다.

놀랍게도 Dr.박 크림은 부작용이 거의없고 화상, 욕창 및 당뇨병성 피부괴사증, 아토피, 건선, 수많은 악성피부, 괴저질환 등에 아주 특별한 치료 효과를 기대할 수 있다.

특히 남녀노소를 불문하고 대부분의 다른 제제보다 탁월한 안정선과 짧은 시간내에 놀라온 치료 결과를 기대할 수 있다는 것이다.

할미꽃 뿌리에서 원액을 추출한 오인트는 모든 염증에 특효약이 될 수 있다는 것이 김의신 교수의 주장이며 박우현 교수는 유럽동서의학병원에서도 성공적인 치료 사례를 보고하고 있다. 특히 눈에 띄게 좋아지는 증상은 피부병이다. 당뇨병으로 인한 피부 괴사에 발을 절단해야 하는 경우에도 거뜬히 완치된 사례도 있다.

제4장

—

소우주한방병원에서의
치료

소우주한방병원에서의 치료

박우현 교수의 짧은 일정에도 나는 세 차례나 만성 허리 통증에 대한 치료를 받을 수 있었다. 어깨도 만지고 약침도 맞고 하였으나 허리 부위는 손이 가지 않았다. 허리가 문제가 아니라 상부 신경에 문제가 있었다는 진단에서다. 그리고 떠나면서 소우주한방병원 조기용 박사의 치료를 계속 받으라고 했다. 다음 날 소우주한방병원을 찾았다.

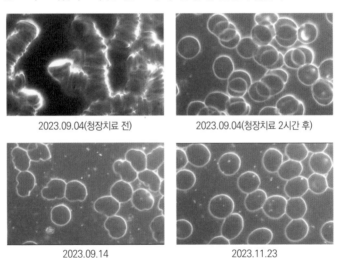

2023.09.04(청장치료 전)　　　2023.09.04(청장치료 2시간 후)

2023.09.14　　　　　　　　2023.11.23

〈이시형 박사의 치료 경과에 따른 혈액 사진〉

조 박사도 내가 박 교수 진료를 받을 당시 함께 있었기 때문에 내 문제를 잘 알고 있었다. 짧은 면담 후 바로 치료를 위한 관장을 실시했다. 자신이 조재한 관장약 성분으로 관장을 했는데 당장 내 혈액 상이 굉장히 달라졌다. 이 그림을 비교해 보고 나는 정말이지 깜짝 놀랐다. 관장 전 저렇게 적혈구가 떡진 상태로 무너져 있으니 애초에 혈액 순환이 잘 될 일이 없다. 내 손발이 그렇게 찬 이유가 밝혀진 셈이다.

내 손발은 마치 얼음장처럼 차고, 발은 냉증뿐만 아니라 부종이 심해 신발이 잘 들어가지 않을 정도다. 그러나 단 한 번의 관장으로 적혈구가 완전 정상 모양을 찾은 것이 도대체 믿겨지지 않았다. 나는 그 자리에서 바쁜 일정을 다 미루고 5일간 입원을 했다. 하루에 두 차례 관장을 하고 유기농 치료식을 먹고 전립선과 얼굴, 눈가에 약침을 맞았다. 그리고 허리 통증을 위해 추나 요법으로 신체 균형을 바로잡는 데 노력했다. 나는 똑바로 섰다고 생각했는데 내 몸 전체가 상당히 앞으로 기울어진 전굴 상태이며 거기다 몸이 오른쪽으로 기울어져 있었다. 조 박사는 그 원인이 턱관절의 이상 교합이라고 진단을 했다. 이를 교정하기 위해 그 분야 전문의인 방치과를 소개했다. 치열 교정을 위한 보조 기구(덴탈 스프린트)를 맞춤으로 제작하여 현재 사용 중이다. 그 효과는 추후 자세히 설명한다.

당장 급하게 처방된 것만 대충 적었다. 다음은 조기용 박사의 주요 저서 「명의 담론」과 「암에 걸려도 살 수 있다.」에서 내 개인적인 문제와 연관된 기술을 중심으로 약술하고자 한다. 짧은 입원 기간이지만 병원을 찾은 환자들과 환담을 나눌 기회가 더러 있었는데, 무엇보다 조 원장에 대한 믿음이 아주 강했다는 게 특기할 만했다. 이 병원에서는 일반 의원이나 한방의원에서보다 몇 가지 특이한 점이 있다.

첫째, 조 박사는 턱관절, 두개골 척추의 변형과 부정교합이 불러오는 난치병과 암의 기전을 공부함으로써 난치병 치료의 새로운 장을 열었다는 점이다. 그는 어릴 적부터 허리 통증을 비롯해 여러 가지 만성병으로 학업에도 지장이 많았다. 어릴 적 해양대학으로 진학할 꿈을 접고 우선 내 몸부터 고치자는 생각으로 만성병 전문인 한의대로 진학한다. 자신의 치유 경험을 바탕으로 척추신경 「추나 학회」를 창설하여 운영하고 있다. 미국의 카이로프락터와 비슷한 요법이지만 실제로 나도 받아본 결과 그와는 달랐다. 이름 그대로 밀고 당기는 요법인데 내 요통에도 좋은 치료 효과를 보여주고 있다.

재미교포 치과 의사 이상덕 박사의 귀국으로 DDS

(Dental Distress Syndrome)학회가 창립되자 초대 멤버로 활약했으며 무엇보다 자신의 만성 통증 치료에 아주 효과적이었다. '송곳니 하나 빠졌을 뿐인데' 그 영향이 턱관절뿐만 아니라 전신에 영향을 미친다는 게 믿기지 않을 정도였다. 그러나 DDS는 이미 국제적으로 알려져 인정을 받은 개념이지만, 치과 분야 이론이 세계의학회에서 주류가 못되고, 더구나 한국 한의학이 주축이 된 학회라 큰 주목을 받지 못하였다. 그러나 조 박사는 DDS에 준거하여 치과 교정기를 개발, NB(Natural Balancer)라는 이름으로 특허를 취득했다. 나도 이 기구를 착용하고 영구용으로 바꾸기 전까지 임시로 사용해 왔으나 당장 극적인 효과는 없었지만 자세가 편해진 느낌은 확실했다.

그의 저서에는 이런 자신의 경험과 동료들의 임상 경험을 토대로 의료는 협력해야 하며 통합 치료가 원칙임을 재차 확인, 강조하고 있다. 그의 치료 기법 중 내가 놀란 건 탁독 요법이다. 그는 모든 병의 시작은 뇌에서 비롯된다고 한다. 가령 감기도 바이러스 대항 체제는 뇌와 밀접한 연관을 갖고 있으며, 호르몬의 어머니라고 불리는 뇌하수체의 면역계 호르몬 생성으로 면역 임파구를 만들어 바이러스를 공격하게 한다. 이때 정보는 뇌로 전달되어 상황에 맞게 면역 체계의 성질을 바꿀 수 있는 호르몬 생산을 조절하여 마치 오케스트라 지휘자처럼 몸을 보호하기 위한 조절을 한다.

우리의 평소 생활은 여러 가지 독소가 많은 환경에 살고 있다. 활성산소는 우리가 호흡하는 산소의 2%가 독성 물질인 활성산소로 전환된다. 현대사회는 공해로 오염되어 있다. 농약과 화학비료를 사용한 곡식, 항생제와 성장 호르몬으로 범벅이 된 육류와 육가공품, 유해물질로 사방이 막힌 공간 안에서 살고 있다.

한 번의 청혈 해독 요법으로 맑게 정화된 혈액상을 보며 놀라게 된 것도 평소 우리가 얼마나 지독한 유해 환경에 노출되었는가를 알려주었기 때문이다. 그의 병원에는 말기 암 환자들이 많이 찾는다. 입원 환자도 거의가 다른 병원에서 더 해줄 게 없다고 쫓겨난 환자들이 대부분이었다.

그의 말에 의하면 암을 이기는 힘은 농사일에 비유한다. 농약과 비료를 많이 쓰는 관행 농법은 땅을 죽이고 있다. 땅이 썩어 죽으면 생명도 같이 죽는다. 암의 3대 요법은 관행 농법과 같다.이건 환자 개인의 문제만이 아닌 이웃과도 연결된다. 흙, 물, 공기, 날씨, 생태환경 등 지구 공동체와 밀접하게 연계되어 있기 때문이다. 그리고 환자의 어긋난 몸도 교정하고 청혈 작업 등으로 피를 맑게 하면 면역력과 회복력이 되살아난다. 암세포도 마찬가지다. 뇌에서 생성되는 뇌척수액 순환도 뼈가 눌리거나 틀어져 있으면 순환이 제대로 되지 않는다. 만병의 근원이 뇌에 있다. 그리고 밝게 맑게 웃음이 넘쳐야 한다.

현대 서양의학은 장기의학이라는 별명처럼 특정 병소 부분만 치료한다. 그러나 잊어서는 안 될 건 인체는 하나의 단일체라는 사실이다. 부분별로 개별 장기만 보다간 자칫 나무를 보다 숲을 놓치는 우를 범할 수도 있다. 의사는 환자 전체를 봐야 된다. 그리고 홀리스틱 의료관을 가져야 한다. 우리는 모두가 좋은 의사가 되어야 한다. 그래야 환자가 믿고 따를 수 있고, 임종을 이 선생한테 맡겨야겠다라는 생각이 들게 해야 한다. 가끔 병원에서 쫓겨난 말기암 환자들이 요양원과 한의원 등에서 완치가 되었다는 보고를 접하게 되는데 기적이라고들 하지만 이건 기적이 아니다. 인간적인 따뜻한 진료를 했기 때문이다.

암 환자는 항암제, 항암제로 인한 부작용을 무엇보다 싫어한다. 실제로 암보다 무서운 건 머리가 빠지는 부작용이다. 90%의 환자들은 머리카락이 빠지는 게 싫어 외출을 하지 않고 심지어 가족과도 한 자리에 앉지 않고 기피한다. 이 정도가 되면 조용히 누워 죽기만 기다리는 양상이 된다.

이러면 진짜 죽는다. 보다 적극적으로 동적인 상태가 되어야 한다. 암 치료는 원래 사람이 갖고 있는 고유 방어 체계인 면역력을 재생, 증강시켜야 한다. 우리의 근골, 경추, 척추도 상하체를 떠받치는 기능만이 아니라 잘 배열하고 곧게 되면 몸의 기능도 무리 없이 조화롭게 돌아가며 몸의 면역 기능도 향상한다.

척추 사이엔 뇌, 척추, 신경과 자율신경이 나가는데 오장육부의 각 장기와 연결되어 있다. 여기가 어긋나거나 눌리면 장 기능에 이상이 올 수밖에 없다. 여기서 두개골과 턱관절이 특히 중요하다는 걸 다시 한 번 강조해 둔다. 조 박사의 치료 목표는 증상 요법이 아닌 병의 근원을 찾아 해결함으로써 특히 인공화합물은 다 끊을 수 있게 한다는 것이다. 나도 이 원칙에 따라 25가지 넘는 약을 다 끊고, 지금은 부정맥 약만 하루 한 번씩 먹고 있다. 그리고 이 병원에선 철저히 유기농 식사가 제공된다. 한국의 전통식이 골고루 조리된다. 세계 최고의 균형식이다.

요즘 우리의 식단이 서구화되어 가고 있는 추세다. 한국 식단만큼 균형이 잘 잡힌 식단은 세계 어딜 가도 잘 없다. 우리는 밥을 주식으로 여러 가지 반찬과 국물이 골고루 나온다. 스테이크나 햄버거 하나만 덜렁 먹는 수렵 민족의 서구식 식사는 영양면에서도 문제가 많다. 농경민족은 채식이 주다. 채소는 소화가 잘 안 되며 영양분적 가치는 육류에 비할 수 없다. 식물 섬유는 소화가 어렵고 인간에게 필요한 성분은 크게 없다. 그러나 노폐물 배설을 촉진하고, 동맥경화, 고혈압, 당뇨병, 대장암 등 소위 현대병 예방에 중요한 기능을 하고 있다.

우유도 마찬가지다. 우유는 영양 균형이 잘 잡힌 이상적인 식품이다. 그러나 우유의 성분을 분해하는 효소의 기능이 서구인과 한국은 다르다. 가령 주요 효소인 락타아제는 유아기에는 잘 분비되지만 성장하면 그 활성이 저하되고, 서구인은 어른이 되어도 활성도가 높지만 한국인은 우유를 마시면 복통이나 설사를 하는 사람도 적지 않다. 이런 사람에게 우유는 일종의 식중독과 다르지 않다.

치매의 중요성은 잘 씹어야 하는 것과 함께 새삼스레 이야기를 안 해도 잘 알고 있다. 이 병원에선 영양소 섭취도 중요하지만 배설에 큰 관심을 두고 있다. 식물 섬유가 많은 건 그래서다. 만성병 환자나 암 환자에겐 영양관이 중요하지만 그에 못지않게 배설에도 관심을 가져야 한다. 청혈 관장에 대한 이야기를 자세히 쓴 것도 그래서다. 그에 의하면 사망률 1위인 한국의 암 원인은 잘 알려진 식생활을 비롯한 생활 습관뿐만 아니라 몸의 골격 구조가 흐트러진 결과로 온다고 했다. 그가 추나 학회를 창립하고 운영하고 특히 DDS 공부를 열심히 하는 것도 이러한 나름의 의학적 소견에서 비롯된 것이다. 따라서 조 박사는 암을 그냥 두려워하는 것이 아니라 우리의 잘못된 생활습관을 되돌아보고 교정함으로써 암도, 우리가 원래 갖고 있는 자연 치유력을 복원하면 완치도 가능하다고 보는 것이다. 이 원대한 치료를 위해서는 국부적 증상만 치료할 것이 아니라 전반적인 몸의 구조조정, 독소 해독, 심리적 치료와 양생법을 적절히 병행한 그야말로 통합의학적인 접근이 필요하다. 실제로 그는 이러한 접근법을 통해 많은 만성적인 환자들에게 새 생명을 찾아주고 있다. 그의 이러한 통합적인 치료 기법은 여러 매체를 통해 알려져 있으며 그의 저서와 함께 많은 발표를 해왔다.

제5장

|

DDS(Dental Distress Syndrome)
치인성스트레스증후군

DDS(Dental Distress Syndrome)
치인성스트레스증후군

조기용 박사가 추천해준 치과 의사를 찾아 하악골 치아 교정을 위한 보조기(Dental Splint)를 맞춤 제작하여 착용하고 있다. 이건 내게도 상당히 낯선 기구이기도 했으며, 더구나 DDS란 진단은 처음 들어보는 치의학 용어이다. 하긴 치과의사도 일부 의사들만 공부했지 잘 알려지지 않은 개념이다.

한마디로 하악부 이상으로 치아의 부정교합은 신경계와 내분비계에 직접 간접적으로 영향을 주며 악안면과 목, 주위 근육의 스트레스로 작용하여 이 근육들의 이상을 초래하여 근육통, 신경통 또는 척추에 이상 만곡 등을 야기시키며 이에 따라 그 이상이 전신으로 파급된다. 따라서 치아의 부정교합을 기능적, 생리적으로 치료해 줌으로써 자세 교정을 비롯한 여러 형태의 통증을 더불어 다양한 문제들을 교정할 수 있다는 이론이다.

방병관 박사는 미국 일리노이 주립대 치과 대학 유학 후 서울 시내에서 개업의로서 활약했다. 조기용 박사와 같은 빌딩에서 협진했다. 그러나 도심의 복잡한 소음이나 생활 환경이 자신에게 너무나 맞지 않았다. 고민하던 끝에 고향 시골 마을로 돌아와 작은 치과 클리닉을 운영하고 있다. 나는 그의 이 한마디가 그의 모든 인품을 증명하고도 남음을 알았다. 그는 한마디로 요즘 사람이 아니다. 뭐랄까, 도사 같은 분이다. 말씨도 조용하고 사람을 응대하는 모든 행동거지 하나 하나가 점잖은 시골 선비 같은 인상을 준다. 깍쟁이 같은 서울 분위기가 맞을 턱이 없다.

내가 방문하기 전 이미 조기용 박사가 내 문제를 상세히 설명한 탓에 진료 면담은 길지 않았다. 좀 특이한 것은 입을 검사하는 것은 당연한데 그는 조용히 머리를 만졌다.

내가 의아해 하니까 그의 설명에 의하면 두개골 접합 부위도 마치 관절처럼 움직인다는 것이다. 미세한 움직임으로 하악 관절이나 측두엽 부근의 양상을 진단한다는 것이다. 이 미세한 두개골 움직임(Cranial Movement)으로 신경계통의 흐름이나 유연한 운동 등을 진단한다. 치열 상태 진단과 함께 치열과 치과적 상태를 점검 후 SPLINT 제작을 위한 본을 뜨고 치료를 마친다.

짧은 시간이지만 나도 같은 의사 동료로써 그의 진지하고 조용한 인품에 압도되어 말도 잘 나오지 않았다. 제작 기간이 2~3주 걸리니 그때 다시 뵙기로 하고 진료를 마쳤다. 그리고 내게 부탁을 했다. 어디 가서 자신의 이야기는 하지 말아달라는 것이었다. 내가 워낙 메스컴에서 시끄러운 사람이라 행여 자신의 일상이 흔들림이 있을까 하는 우려 때문이다. 그래서 내가 이 글을 쓰면서도 무척 조심스럽다. 독자께서도 이 점을 충분히 이해해주시리라 믿고 이만 줄인다.

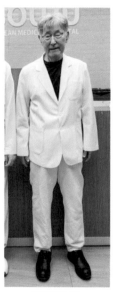
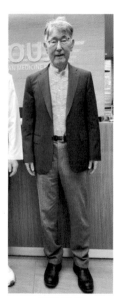
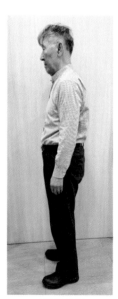

2023.09.17	2023.10.13	2023.11.30
스프린트X	스프린트 1일차	스프린트 7주차

〈이시형 박사 스프린트 치료 경과〉

추석이 지나 약속된 날에 재방문을 해 SPLINT를 착용했다. 이상하게도 기분이 안정된 것 같다. 최근 가장 나를 괴롭혔던 고질병인 요통이 너무 심했지만 SPLINT를 착용했다고 당장 통증이 가시는 기적은 일어나지 않았지만 내기분엔 자세가 반듯하고 안정이 된 것 같다. 놀라운 변화는 체위였다. 조기용 박사가 찍은 내 사진을 보고 깜짝 놀란건 내 우측 어깨가 상당히 처져 있다는 점이었다. 아니, 이럴 수가! 그런데 SPLINT를 착용하고 난 후 찍은 사진에는 감쪽같이 좌우 균형이 반듯했다. 신기한 일이다.

그리고 며칠이 지나니 허리 아픔이 완전히 가시진 않았는데 통증의 양상이나 위치가 상당히 달라졌다. 그 전엔 좌측 허리가 아주 예리하게 아팠는데 이젠 자리를 옮겨 중앙 부위 전체가 둔하게 아파온다. 예리한 통증(sharp)에서 둔한 통증(ache)으로 바뀐 것이다. 의사들 표현대로 통각 정도를 0에서 제일 아픈 5까지 표현한다면 4~5 정도의 통증이 2~3 정도로 낮아졌다. 그것만으로도 살 것 같다.

착용 후 한달이 지나자 다시 재검사를 받기 위해 치과를 방문했다. 아프다고 엄살을 부릴 정도는 아니다. 아직 우측 치열이 좀 내려 앉아 낮다고 하면서 SPLINT를 교정해줬다. 요즘은 많이 좋아졌다. 예리한 통증은 거의 사라졌다.

그러나 그간 워낙 운동을 하지 않아 다리가 많이 약해졌다. 최근 통증이 더 심해진 것도 코로나 사태로 거의 외출을 하지 않고 3년 가까이 두문불출한 탓도 있을 것이다.

치과 의사들은 인체 역학 기관을 자동차 부속처럼 생각하고 다뤄서는 안 되고, 약으로 모든 걸 해결하려는 개념도 바뀌어야 한다. 치아의 부정교합으로 인한 이러한 스트레스를 DDS로 정리하여 명명한 치과의사가 Aelred C. Fonder 박사다. 그는 여러 유명 대학에서 수학했고, 일리노이 주립대, 노스웨스턴 대학교에서 교직 생활을 했으며, 그의 풍부한 40년의 연구 결과를 종합하여 DDS 개념을 정립하고 학회에 발표하게 된다. 많은 후학들이 그의 주장에 동조하고 자신들의 임상 결과를 학회에 발표하는 등 놀라운 치료 성적을 올리고 있다.

동시에 만성 통증과 관련된 많은 분야의 전문 인사들과 함께 협업을 하고 있다. 의학계에서는 스트레스의 거장 몬트리얼 대학교의 Hans Selye 의학 박사가 DDS 이론에 전적으로 동감하여 DDS의 저서를 강력추천하고 그 책의 공동 저자로 한 챕터를 썼다. DDS는 그가 스트레스 의학에서 재창한 일반 적응 증후군(General adaptation syndrome)과 다르지 않다고 언급하면서 치의학도 의학도 가깝게 협업함으로써 완벽한 치료가 될 것임을 강력히 시사하였다.

Seley는 Fonder의 DDS를 알고 난 후 세계적인 스트레스 학회 강사로 초빙하였으며, 그와 함께 TEXT를 공저까지 하는 등 극찬을 보냈다. 그러나 저자인 Fonder 박사는 참으로 겸손하다.

"DDS로 인한 장애 교정이 만병통치는 아니다. 이 책을 읽는 독자라면 언뜻 그런 생각을 하게 될지도 모른다. 그러나 그건 사실이 아니며 그런 인상을 의도한 바는 전혀 아니라는 사실을 알기 바란다."

이런 자세는 재미교포 치과 의사 이상덕 박사가 DDS에 대한 개념을 처음으로 국내에 소개, 많은 후학들과 함께 학회도 구성되었으며 저서도 여러권 번역하고 출판하였다. 회원 300여 명이 함께 연구, 공부하면서 DDS가 널리 알려지게 되었다. 그러나 중추 역할을 해온 이상덕 박사 역시 겸손했으며 그의 사망 이후 열기가 식고 현재는 거의 활동이 없는 학회가 된 상태라고 한다.

DDS로 인한 질병과 이를 교정함으로써 효과적인 치료

가 되는 질병을 나열해 보면,

두통, 현기증, 청각 상실, 우울, 공연한 걱정, 신경증, 건망증, 자살, 불면증, 부비동염, 피로, 소화 불량, 변비, 궤양, 피부염, 알러지, 빈뇨증, 심장과 방광의 합병증, 수족, 냉증, 통증, 무감각, 성생활 불만족, 학업 장애 등이다.

이러한 질병들을 보노라면 내 자신의 질병에 대한 나름대로의 진단이 가능하다. 사실 나는 참으로 건강한 체질이다. 다만 내가 앓아온 많은 질병의 원인을 이제야 알게 된 것 같다. 한마디로 DDS였다. 나는 대학 시절 우측 아랫니 대구치에 충치를 앓게 되었다. 치료비가 없어 당장 아픈 이를 빼버렸다. 그러고는 보철할 돈이 없어 공군 입대 후 보충을 할 수 있었다. 거의 5~6년을 치아 결손 상태로 지낸 셈이다. 그간 왼편으로 주로 씹었기 때문에 내가 보기에도 오른편 볼이 홀쭉 들어간 기형적인 얼굴이었다. 그리고 조금만 무리하면 편도선이 도지곤 했다. 그리고 무릎이 아프고 잔잔한 병이 생기기 시작했다. 그리고 우측 어깨가 축처져 있다. 신기하게도 SPLINT를 끼고 나서 반듯해졌다.

난 체질적으로 건강하다. 그리고 금주, 금연 등 평소 생활 습관도 건강하다. 그런데 이런 작은 문제들이 생기면서 그게 DDS로 인한 것이라고는 생각은 꿈에도 못 한 것이다.

나의 병력을 살펴보노라면 이 모두가 이제야 DDS로 인한 문제들이라는 것이 분명해진 것이다. 치과 의사도 아니면서 DDS 공부를 열심히 하고 이 글을 쓴 것도 행여 나 같은 문제로 고민하는 사람들을 위해 일조가 되었으면 하는 바람에서다.

DDS가 발표된 이래 여러 분야의 전문가들의 임상적 연구 업적이 속속 발표되었다. 대표적인 몇 가지 연구를 소개하면,

a) 캘리포니아 대학교 내과의사 Rene Cailliet는 머리의 위치가 장에 영향을 준다고 했다.

b) A.I. kapandji는 척추의 골 상태 건강에 대한 깊은 연구를 했다.

c) 그 외에 많은 학자들이 척추와 하악골의 건강에 미치는 영향을 발표했다.

특히 일본에선 후생성이 큰 투자를 해서 DDS 연구위원회를 구성했는데, 15명의 전문가 중 10명이 서양의학을 공부한 의사들로 구성된다. 세계적으로 유명한 A.B. Leeds(루즈벨트, 아이젠하워, 패튼, 스탈린 주치의로 활동)는 치과 동료 Willie May와 협력, 만성병 환자 120명을 상대로 DDS를 연구하여 결론을 내렸다.

"이 치료가 완전히 연구되고 이해되어진다면 의학계에서 모든 진단, 치료 과정이 바뀔 것이다. 이것은 나의 임상 경력 50년을 통해 본 것 중 만성질환에 대해 가장 좋은 치료법이다."

1973년 노벨의학 수상자인 Nicolaas Timbergen은 DDS는 나쁜 자세의 긴장 요인을 제거하면 여러 육체적 정신적 질환이 제거된다는 점을 강조한 바 있다.

DDS에 대한 학문적 견해를 자세히 적기엔 필자의 전공분야는 아니어서 그 개요만 약설한 셈이다.

한 가지 첨언한다면 TMJ(temporomandibular joint)는 하악골과 두개골로 이루어진 관절이며 바로 귀 앞에 위치하며 씹을 때 움직이는 곳이다.

턱과 경추 1번, 경추 2번이 가까이 연결되어 있다. 고로 한쪽에 긴장이 된다면 다른 부위에도 작용한다. 턱관절이 잘못된 쪽으로 경추 2번이 측방으로 움직이면 같은 쪽 다리 길이가 항상 짧게 나타난다. 악골의 위치를 바로 해주면 즉석에서 다리 길이가 같아진다.

이건 요술이나 마술도 아니고 의학이다. TMJ와 뇌는

2~3mm 두께의 뼈에 의해 나뉘어져 있어 이곳의 충격이 그대로 뇌에 전달된다. 복싱 선수가 턱을 정타로 맞으면 바로 쓰러진다. 로벳 브라더스의 법칙에 따르면 목뼈인 경추 1번에 이상이 생기면, 허리뼈인 요추 5번에, 경추 2번에 이상이 생기면 요추 4번에 이상이 생기게 된다. 턱관절의 이상으로 경추가 어긋나면 요추도 어긋나게 되어 요통이 생기고 디스크의 원인이 될 수 있다.

이비인후과 전문의 코스텐 박사는 '두통, 이명증, 청각 장애 등은 하악관절(TMJ) 때문이다.'라고 결론 짓고 있다. 뿐만 아니라 경추 1, 2번이 비정상적인 위치로 전이되고 이로 인해 머리, 어깨, 척추, 골반 등의 정상 생리적인 위치와 자세를 벗어나게 되면 신체 내에서 병적인 긴장을 유발하여 여러 가지 문제를 야기한다. 경추 1, 2번은 길항 작용으로 균형을 조절하는 모든 근육의 힘이 만나는 중심이다. 때문에 턱의 기능 부전은 경추 1, 2번의 위치를 비정상적으로 변형시킨다. 기계적 수용체의 밀도가 경추에 밀집되어 있으므로 노인성 평형장애가 자세와 걸음걸이의 주관적, 객관적 장애를 야기한다. 이 외에도 정신병, 파킨슨, 치매, 간질, 갑상선 기능 저하증 치료증례도 소개되고 있다.

국내에선 이상덕 박사의 사망 이후 학회도 해산되었고

황영구 박사의 치과종합병원이라는 저술 이외 특별한 활동
을 보이지 않고 있다.

박 교수의 만성난치병 환자를 위한 성공적인 증례는 문
제가 다양하기도 하지만 종류도 많다. 하루에 100여 명을
진료한다니 믿기지 않는다. 성공적인 치료 증례들을 여기서
하나하나 기술하기엔 지면이 턱 없이 부족하다. 대표적인
증례만 골라 기술했지만 박 교수의 진료 분야는 끝이 없다.

무엇이 이런 기적 같은 일을 하게 할까? 정신과 의사로
서는 물론이고 같은 의료인으로서 부럽기도 하고 앞으로
함께 공부할 수 있는 길을 모색해야겠다. 증례들을 웬만큼
쓰고 나니 그래도 아쉬움이 남는 증례들이 있어 말미에 부
언한다.

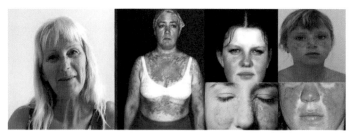

난치성질환 루프스병 환자들

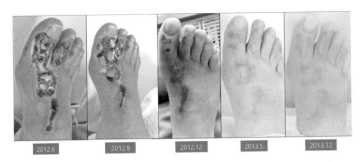

유럽동서의학병원 박우현 교수 (Univ-Prof. DDDr. Park U-Hyun)
당뇨 괴사되는 발등 단기간 치료

30년 만성 당뇨괴사증 (독일 남자, 68세. 첫 발병: 2008.10)

독일 뮌헨대학병원 치료를 계속해서 받아오다 2008년부터 발가락 당뇨괴사가 발가락부터 발등으로 괴사증세가 전이되기 시작되면서 점점 퍼질 때, 오른쪽 다리 절단수술을 하기 전, 박우현 교수를 만나 양방의 한계적인 것을 통합의학적인 치료받으면서, 발 괴사 증세가 점점 호전되기 시작하여 완치가 됨.

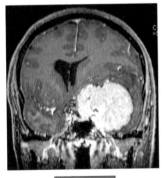

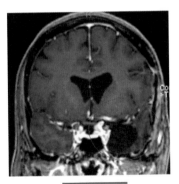

2017-2019. 유럽 응급임상 말기암 직접주사 치료 결과

직접수사하여 치료한 사례(5.7cm 관해) 2021.8. 현재생존

Mit SB - Injection gab es bis heute keine neuerliches Wachstum

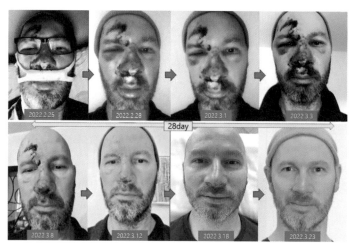

2022.5.8. 4차 유럽동서의학병원 박우현 교수
(Univ-Prof. DDDr Park U-Hyun) 심한 찰과질환환자 단기간 치료

Wien 국립 예술대교수(52) 오스트리아.

국립병원에서 교통사고 나서 눈 터지고, 코뼈 비중격골 부러짐. 응급조치후, 의료법인 동서의학
병원 내원. 일주일 Alpha-K 치료후, 급속도 로 좋아져 30일 후 완치하였음.

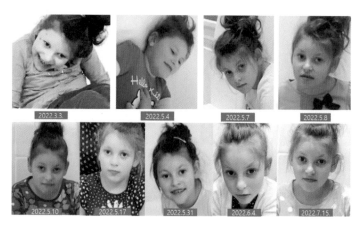

2022.3.3. 4차 유럽동서의학병원 박우현 교수(Univ-Prof. DDDr Park U-Hyun)
난치질환환자 치료

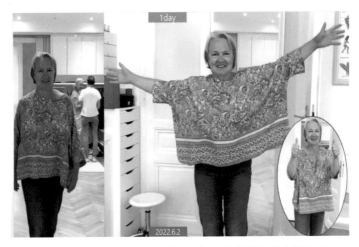

2022.6.2. 4차 유럽동서의학병원 박우현 교수 (Univ-Prof. DDDr. Park U-Hyun)
2회 수술후 극심한 허리통증환자 치료

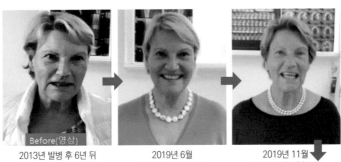

2013년 발병 후 6년 뒤
2018년 12월 1차 약침 치료

2019년 6월
치료 6개월 후(영상)

2019년 11월
치료 11개월 후(영상)

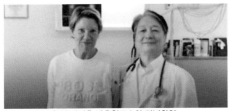

완치 판정후 박우현교수와 기념촬영

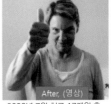

2020년 7월 치료 17개월 후

파킨슨씨병 (Parkinson's disease)완치

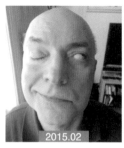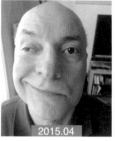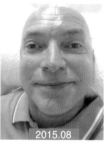

악성 중추성 안면신경마비(구안괘사) Paresis Centralis nervus facialis
(2015년 2월에 왼쪽 귀 안쪽에 염증을 동반한 구안괘사)

통합의료의 기초

네 분의 거장들의 진료 장면을 직접 체험하고 또 다른 환자들의 진료를 지켜보면서 참으로 내겐 '충격적'이라는 말 밖에 달리 표현할 길이 없다. 졸저가 이만큼이나 형태를 갖추게 된 것도 이 분들이 주신 강의 내용이나 글로 써주신 귀중한 가르침이 핵심을 이루고 있다. 나는 이 분들의 이야기를 종합하고 정리한 것에 불과하다. 그런 과정에 행여 이 분들의 명예에 손상이나 가지 않을까 무척 조심스러웠다는 점을 고백하지 않을 수 없다.

결론적으로 통합의학은 이제 의학이 가야할 발전 방향으로 진전하고 있다. 특히 우리 한국의 전통적인 한의학이 하나의 과학적 체재를 갖춰 발전되어 왔고, 서양의학과 양립됨으로써 다른 어느 나라보다 통합의학의 발전 가능성이 높다는 사실을 이해해야 한다. 아쉽게도 두 학문 사이엔 서로의 장단점을 보완하면서 통합이 되어야 하는데 그게 생각만큼 잘 안 되고 있다.

이 졸저가 네 분 거장의 넓은 시각으로 통합의료가 세계 어느 나라보다 한국에서 크게 발전하는 데 하나의 큰 모멘텀이 되었으면 좋겠다.

유럽동서의학병원 박우현 교수 기술 전수 대상자 교육 후 인상적인 참관기를 줄여서 싣습니다.

저는 2000년도에 경희대학교 한의과대학에 입학하여 현재 임상 17년차 한의사인 서지현이라고 합니다.

임상 17년차이지만, 아직 치료하는 사람으로서의 제 능력에 대해서는 너무나도 부족하며, 소설 동의보감을 읽고 한의과대학에 진학하겠다고 마음을 먹었을 때 제가 꿈꾸었던 것보다 현재의 제 능력이 훨씬 못 미친다는 것을 많이 느끼고 있습니다.

그래서 이상과 현실의 차이에서 오는 괴리감과 자괴감

에 마음이 괴롭고 한의사라는 직업을 그만둘까 하는 생각도 자주 했습니다. 그러나 그런 회의감을 일거에 날려버린 쾌거가 있었습니다. 코엑스에서 박우현 교수의 강의를 듣고, 줌 강의를 현장에서 수강하게 되었습니다.

아직도 코엑스에서 박우현 교수님이 발표하셨던 여러 임상례들을 보며 깜짝 놀라는 것을 넘어서 충격을 받았던 기억이 생생합니다. 다운증후군 여자아이 사례, 자폐증 남자아이 사례, 암환자들, 식물인간 상태의 남자분의 사례가 특히 기억에 남습니다.

어떻게 치료하셨는지에 대해서는 언급이 되지 않아서 정말 궁금한 마음도 들었고, '저런 질병들을 치료해 나가시다니 정말 대단하다... 혹시 저 분은 사람이 아니고 신인가?' 하는 생각이 들기도 했습니다.

교수님께서는 치료는 이성을 바탕으로 한 풍부한 지식과 그것을 이용한 정확한 치료위치 선정, 그리고 정확한 자극이 뜨거운 열정과 함께 대나무를 한칼에 베듯이 이루어지고, 그러한 치료를 통해 환자에게 자유와 환희를 줄 수 있는 치료의 예술적 경지에 대해서 설명해주셨습니다.

그리고 정확한 치료 후에 겉으로는 조용하지만, 인체 내부에서는 자극이 빛의 속도로 전달이 되고, 도미노 효과로 몸이 치유되고 회복되기 시작한다고 이야기해주셨습니다.

특히 강연 중 가장 먼저 나오신 목사님의 치험사례와 경험담을 들으면서 만성질환은 오래도록 치료해야지 효과가 나기 시작한다는 선입견과 고정관념이 통쾌하게 깨지고, 단순한 듯 보이지만, 혈자리의 제대로 된 자극이 얼마나 큰 위력을 발휘 할 수 있는지 몸과 마음으로 느낄 수 있었습니다.

저희 아버지는 허리가 좋지 않으셔서(척추관협착증) 작년 추석 전 벌초하신 이후 허리를 바로 펴지 못하고 계셨습니다. 그전에도 약침을 놓아드린 적이 있었지만, 큰 효과가 나지 않았습니다.

그런데 이번에는 교수님께 배운 마음가짐과 치료법을 최대한 그대로 적용한다고 생각하고 치료에 임했더니 그런 놀라운 결과가 있어서 박우현 교수님께 정말 감사하다는 말씀을 드리고 싶습니다.

그리고, 강의 중에 잠깐 언급하셨지만 시간관계상 다루지 못하셨던 다른 내용들(엄마의 모습을 보고 아이들의 상태를 아는 진단법, 눈만 보고 아는 진단법 같은 것들)이 너무 궁금합니다.

앞으로 계속 배울 수 있기를 희망합니다.

감사합니다.

인사말

친애하는 의료 동지 여러분

지금 우리 한국 의료계는 한 시대의 아픔을 앓고 있습니다. 초고령 사회로 진입하면서 만성병이 크게 늘고 있습니다. 해마다 고령자의 의료비는 증가일로에 있습니다. 정부가 감당하기 힘든 상황에 와 있습니다. 다행히도 우리 한국은 서양의학과 함께 한의학이 잘 발전하고 있습니다. 제도적으로는 동서 의학이 잘 통합되어 있는 양상입니다만, 실제 임상 일선에선 그게 오히려 마찰과 갈등의 씨앗이 되는 것도 사실입니다.

동서 의학을 아우르는 통합의료는 이제 시대를 거스를 수 없는 명제가 되었습니다. 우리 한국은 풍부한 약용식물들과 함께 우리 조상이 수천 년 사용해 온 경험이 쌓여 있습니다. 서양의학이 주류인 세계 의료계도 요즘 통합의학에 눈을 뜨기 시작했습니다.

요즘 세계에서는 한국 문화가 모든 장르에서 앞서가고 있습니다. 의료 문화도 예외가 아닙니다. 통합의료만은 우리 한국이 세계 의료 시장의 선두 주자로 부상하고 있습니다. 우리에겐 지금이 절호의 기회라고 생각합니다. 국내에서도 통합병원이 개원하고 있지만, 아직은 미완성이며 의료인의 전폭적인 지지를 얻고 있지는 못하고 있는 것이 현실입니다. 이와 같은 어려운 현실이지만, 고맙게도 김의신, 박우현 박사 두 분은 최근 세계에서 이름을 떨치고 있는 한국이 자랑할 만한 통합의료의 거장으로서 큰 활약을 펼치고 계십니다.

　한 사람이 세계 역사를 바꿉니다. 이 두 분이 합심하여 한국 통합의료의 마당을 펼칠 수 있게 국내 의료계가 힘을 써야 합니다. 서양의학이 현대 의학의 주류가 되었지만 머지않아 통합의학이 주류가 될 것입니다. 그리고 한국은 그 선두그룹으로 세계 통합의료 시장을 이끌어 갈 수 있는 모든 역량이 갖춰졌습니다. 지금 세계 의료계는 중대한 전환점에 서 있습니다. 한국이 그 모맨텀을 만들어야 합니다.

　전공 학문에만 머물지 말고 좀 더 넓은 시각으로 의료 시장의 장래를 개척해 주시길 바랍니다.

동서통합의료 준비위원 **이 시 형**

후기

이 책은 여느 의학 관련 서적과는 아주 다르다. 본론은 내 개인적인 진료 경험을 중심으로 편집되어 있다. 따라서 일반적인 의학 전문 서적과는 체재부터 다르다. 내가 평생을 의사로서 일하면서 내 개인적인 치료 경험을 이야기하는 것은 행여 나와 비슷한 문제를 가진 환자에게 일조가 되었으면 하는 바람에서다. 어금니 하나의 결손이 이렇게 많은 문제들을 일으키리라는 생각은 내 자신이 의사면서도 전혀 생각하지 못했다. 그리고 대증 요법을 시행한 많은 서양의학 전문의나 한의사도 치아 결손과 관련된 문제라는 점을 제기하지 않았다. 아마 그때그때 아픈 것만 내가 이야기했으니 그 국소적인 문제에만 치료한 게 아닌가 하는 생각이다. 환자인 내가 전체적인 맥락을 이야기 못한 탓이다.

늦게나마 다행히도 김의신 박사, 박우현 박사, 조기용 박사, 방병관 치과 전문의, DDS의 저자 Aelred C. Fonder 박사의 저서를 통해 하악골의 부정교합이 내가 그간 앓아온 잔잔한 질병과 관련이 있음을 알게 되어서 참으로 고맙고 다행한 일이다. 대가들의 과학적 논거와 임상실험 결과 등을 개별로 검토하고 종합적으로 바라본 내 나름의 결론을 함께 실었다.

이분들은 모두가 하나같이 겸손해서 자신들의 업적을 떠들어대지 않고 아주 조심스럽게 자신들의 소중한 경험을 제시하고 있다. 하지만 내겐 이보다 더 큰 업적은 없다고 생각한다. 물론 여기엔 내 개인적인 문제가 얽혀 있어 내가 좀 과장된 표현을 썼을 수 있다. 하지만 이분들의 업적을 결코 만만히 볼 수 있는 일이 아니다. 워낙 겸손해서 목소리를 적게 낼 뿐이지 나처럼 개인적인 문제가 얽힌 사람이 아니라도 학자적 견지에서 참으로 놀라운 일이 아닐 수 없다.

나와 비슷한 문제로 고민하는 사람이 한둘이 아닐 것이다. 이 책이 그분들의 만성적인 문제를 푸는 하나의 단서가 되었으면 한다. 저자가 그간 구상하고 있던 동서의학과 각종 대체의학들을 총망라한 통합의학 개설에도 이분들과의 공동 작업으로 머지 않아 개설될 것을 간절히 바라면서 후기를 마친다.

끝으로 젊은 한의사 서지현 선생의 수강 소감은 선배로서 잘 듣고 새겨야겠다는 생각을 하게 해주었다. 그리고 편집을 도와준 신동윤 비서, 출간을 위해 힘써준 풀잎 출판사의 이연자 대표와 부성의 진수봉 실장, 직원들에게도 감사의 마음을 전한다.

| 참고문헌 |

- 김영곤 / 참 건강의 길잡이 보완·대체의학 / (주)대한의학서적 / 2010년 9월
- 上馬場 和夫 / 西洋医学の限界を補う古くて新しい医療 代替医療&統合医療 イエローページ / 株式会社MNS / 2005년 8월
- 이시형·선재광 / 통합의료 / 다온북스 / 2022년 3월
- 박정숙 외 6명 / 보건의료계열 종사자를 위한 대체의학 입문 / 신일서적(주) / 2016년 12월
- 조기용 / 명의 담론(탁독 면역력 죽을병에 사는 법) / 바른북스 / 2020년 4월
- 조기용 / 암에 걸려도 살 수 있다 / 모아북스 / 2011년 8월
- Aelred C.Fonder / The Dental Distress Syndrome(DDS) / Medical-Dental Arts / 1990년
- 佐々木茂美 / 気の科学/株式会社ナツメ社 / 2004년 6월
- 五木寛之 / 気の発見/株式会社平凡社 / 2004년 5월
- 이시형 / 이시형의 신인류가 몰려온다 / (주)특별한서재 / 2022년 9월

왜 동서통합 의료인가? | 만성 불치병 |

초판 1쇄 인쇄 ㅣ 2024년 1월 10일
초판 1쇄 발행 ㅣ 2024년 1월 10일

지은이 ㅣ 이시형
펴낸이 ㅣ 도서출판 풀잎
디자인 ㅣ 부성
펴낸곳 ㅣ 도서출판 풀잎
등 록 ㅣ 제2-4858호
주 소 ㅣ 서울시 중구 필동로 8길 61-16
전 화 ㅣ 02-2274-5445/6
팩 스 ㅣ 02-2268-3773

ISBN 979-11-93104-02-6 13510

왜

동서통합 의료인가?

| 만성 불치병 |